Perspectivas atuais da fonoaudiologia na escola

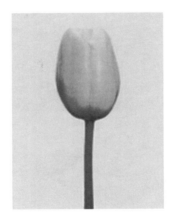

Dados Internacionais de Catalogação na Publicação (CIP)
(Câmara Brasileira do Livro, SP, Brasil)

Perspectivas atuais da fonoaudiologia na escola / Claudia Regina
Mosca Giroto (organizadora). – 3ª ed. – São Paulo : Plexus, 2001.

Vários colaboradores.
Bibliografia
ISBN 978-85-85689-50-6

1. Fonoadiologia I. Giroto, Claudia Regina Mosca.

01-1489 CDD-616.855
NLM-WV100

Índice para catálogo sistemático:

1. Fonoaudiologia : Medicina   616.855

Compre em lugar de fotocopiar.
Cada real que você dá por um livro recompensa seus autores
e os convida a produzir mais sobre o tema;
incentiva seus editores a encomendar, traduzir e publicar
outras obras sobre o assunto;
e paga aos livreiros por estocar e levar até você livros
para a sua informação e o seu entretenimento.
Cada real que você dá pela fotocópia não autorizada de um livro
financia o crime
e ajuda a matar a produção intelectual em todo o mundo.

Perspectivas atuais da fonoaudiologia na escola

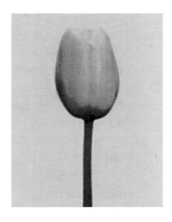

Claudia Regina Mosca Giroto
(organizadora)

PERSPECTIVAS ATUAIS DA FONOAUDIOLOGIA NA ESCOLA
Copyright © 1999, 2002 by Claudia Regina Mosca Giroto
Direitos desta edição reservados por Summus Editorial.

Capa:
Helena Machado

Editoração e fotolitos:
JOIN Bureau de Editoração

Plexus Editora
Rua Itapicuru, 613   7º andar
05006-000 São Paulo SP
Fone (11) 3862-3530
Fax (11) 3872-7476
e-mail: plexus@plexus.com.br

Atendimento ao consumidor:
Summus Editorial
Fone (11) 3865-9890

Vendas por atacado:
Fone (11) 3873-8638
Fax (11) 3873-7085
vendas@summus.com.br

Impresso no Brasil

SUMÁRIO

Prefácio 7

Apresentação 9

Capítulo 1 11
Reflexões sobre a relação entre a Fonoaudiologia e a Educação
Maria Teresa Pereira Cavalheiro

Capítulo 2 25
O professor na atuação fonoaudiológica em escola:
participante ou mero espectador?
Claudia Regina Mosca Giroto

Capítulo 3 43
Possibilidades de trabalho no âmbito escolar-educacional
e nas alterações da escrita
Jaime Luiz Zorzi

Capítulo 4 57
A importância da interação entre o fonoaudiólogo e a escola
no atendimento clínico
Thais Helena F. Pellicciotti e Carmen Sílvia C. Micheletti

Capítulo 5 73
A voz do professor: uma proposta de promoção
de saúde vocal
Léslie Piccolotto Ferreira

Capítulo 6 91
Escolas de educação infantil: uma proposta de atuação
educativa com professores, com enfoque na audição
Luciana Tavares Sebastião

Capítulo 7 111
Refletindo sobre a atuação do fonoaudiólogo
na Educação Especial
Gisele Aparecida Hordane Martins

PREFÁCIO

O projeto de organização deste livro surgiu por ocasião da realização de minha dissertação de mestrado, quando procurei analisar o que o professor espera da atuação fonoaudiológica em escolas.

Os resultados de meu estudo causaram-me certa surpresa e levaram-me ao questionamento sobre as necessidades e possibilidades atuais da atuação fonoaudiológica em escolas. Pude observar que esse questionamento é também compartilhado por colegas de profissão não só preocupados com a normatização dessa atuação, mas também com novas perspectivas para se garantir a efetividade da participação do fonoaudiólogo na escola.

Somamos, então, nossas experiências, dúvidas, perspectivas, na tentativa de contribuirmos com o processo de aprendizagem do fonoaudiólogo que atua em escola e com a formação de sua identidade profissional.

Aos colegas colaboradores o meu agradecimento, não só por acreditarem nesse projeto, mas pela humildade em compartilharem o seu saber e o seu fazer.

Um agradecimento especial a Josimar, por encorajar-me sempre, ao prof. dr. Sadao Omote por suas valiosas sugestões e a todos que me ofereceram apoio e incentivo.

Claudia Regina Mosca Giroto

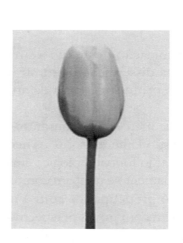

APRESENTAÇÃO

Quando recebi o convite de Cláudia Regina Mosca Giroto para fazer a apresentação de seu livro, confesso que fiquei muito contente...

Primeiro, por perceber que minha participação em sua banca de mestrado tinha, de certa forma, gerado frutos... Afinal, durante algumas horas pudemos, nós os professores presentes na referida banca, falar um pouco da inserção da Fonoaudiologia na escola e de quanto os resultados de sua dissertação se assemelhavam a relatos descritos no começo da década... isso tudo contribuiu para a organização desta obra...

Segundo, porque esta seria uma oportunidade de poder, ao ler os capítulos contidos neste livro, escritos por pessoas que estão com "as mãos na massa" nessa área, conhecer outras opiniões a respeito.

Ao final da leitura constatamos os limites evolutivos da relação Fonoaudiologia & Escola... Nas entrelinhas os autores, cada um a seu modo, mostravam que estamos ainda no começo da estrada... Embora a Fonoaudiologia tenha tido a Educação como matriz de sua constituição, como profissão, há um distanciamento ainda muito grande entre as duas áreas... diríamos que "mãe" e "filha" parecem estar ainda se conhecendo...

Tradicionalmente sempre foi a escola a responsável pelo maior número de encaminhamentos para o fonoaudiólogo, mas a escassez de trabalhos abordando essa relação, quer no que diz respeito ao contexto clínico-terapêutico, ao preventivo ou de assessoria, é notória...

Pessimismo de lado, o importante é acreditar que as reflexões e os relatos de experiência aqui tratados possam contribuir para que os profissionais – da Fonoaudiologia ou da Educação – superem as incertezas e desconfianças deste conturbado final de século...

Esta trajetória de rastrear este complexo relacionamento, feito de influências recíprocas, aumenta a responsabilidade destes profissionais em não só entender, rever ou recolocar "velhas questões sobre o tema", mas também o de desvendar novos paradigmas ao final de suas pesquisas.

Colocada essa questão, o leitor encontrará nesta obra não modelos que se contrapõem um ao outro, mas sim uma convivência que se respeita nas diferenças de seus autores. Cada um, a seu modo, com e mediante sua prática, procura fertilizar novos debates e novos interlocutores, capazes de instigarem a discussão cada vez mais difícil desse enorme e imponderável futuro da relação da escola e da prática fonoaudiológica no próximo milênio.

Léslie Piccolotto Ferreira

Capítulo 1

REFLEXÕES SOBRE A RELAÇÃO ENTRE A FONOAUDIOLOGIA E A EDUCAÇÃO

Maria Teresa Pereira Cavalheiro

Refletir sobre a relação entre Fonoaudiologia e Educação pressupõe buscar as origens desta relação que se confunde com a própria história da fonoaudiologia. Há indícios de atividades equivalentes às do fonoaudiólogo no fim do século passado, no Rio de Janeiro, voltadas para a *educação* de surdos.

Neste século de "práticas fonoaudiológicas" ocorreram momentos de maior aproximação entre a Fonoaudiologia e a Educação e outros, de maior distanciamento, principalmente na época da institucionalização dos primeiros cursos, que priorizavam a formação clínica. Em síntese, a Fonoaudiologia nasce com a ("na"?) Educação, se distancia desta nos anos 60 e volta a se aproximar na época da regulamentação da profissão do fonoaudiólogo, quando ocorre maior desenvolvimento na área. É importante lembrar que no artigo 4º, a Lei nº 6.965/81 prevê a atuação do fonoaudiólogo no sistema educacional. A década de 90 caracteriza-se, finalmente, pela expansão das ações neste contexto, pela preocupação com a formação profissional nesta área e pela reflexão a respeito do perfil profissional e sobre o papel a ser exercido na relação entre o fonoaudiólogo e a educação.

Apesar de todos esses anos, a literatura sobre estes encontros e desencontros surge no fim dos anos 80 e, efetivamente, na década de 90, abordando esta relação sob diferentes ângulos, contribuindo para a reflexão e construção de conhecimentos na área. Os trabalhos de Guedes, Figueiredo Neto, Ferreira, Bueno, Freire, Berberian, Bittar, Cavalheiro, Rocha e Macedo, Zorzi, entre outros, permitem trilhar um caminho em direção à compreensão de diferentes aspectos tais como: (1) a perspectiva histórica deste encontro entre a Fonoaudiologia e a Educação; (2) a formação profissional nesta área; (3) a descrição de diferentes experiências vividas no contexto educacional; (4) a inserção do profissional no sistema educacional; (5) a reflexão crítica sobre as diferentes possibilidades de trabalho neste campo de atuação profissional.

Embora visíveis os avanços da Fonoaudiologia na área educacional, nestes últimos dez anos, não se pode deixar de discutir os problemas que se tem enfrentado. Neste sentido, as considerações de Novaes, sobre as dificuldades da atuação profissional do psicólogo escolar, podem ser adaptadas para o que se tem vivenciado na Fonoaudiologia. Segundo a autora, as dificuldades podem ser divididas em quatro categorias, que embora independentes, estão intrinsicamente relacionadas: (1) individuais; (2) profissionais; (3) institucionais; e (4) sociais.

Na primeira categoria seriam englobadas as características e atitudes individuais do profissional tais como: dificuldades de comunicação, falta de motivação, atitude onipotente, dificuldades em lidar com situações de frustração profissional. A estas poder-se-ia acrescentar falta de envolvimento e compromisso com o trabalho, desinteresse, insegurança. É evidente que reconhecer estas limitações e procurar superá-las é fundamental para qualquer atividade profissional.

Dentre as dificuldades profissionais, incluem-se formação profissional insuficiente, conhecimento limitado do campo de trabalho e do espaço profissional, baixo salário, desvalorização profissional, relação indiferenciada entre o trabalho clínico e o na escola.

Os problemas institucionais evidenciam-se na resistência à aceitação do profissional, na superposição de papéis, na falta de liberdade de ação dentro da escola.

Na categoria social, encontram-se as dificuldades dos próprios grupos sociais, problemas econômicos, pobreza e carências da clientela e do sistema de ensino.

Na Fonoaudiologia, a questão da formação profissional e as expectativas equivocadas dos profissionais da educação têm sido apontadas como grande obstáculo ao desenvolvimento de ações mais coerentes com a realidade do sistema educacional.

Na minha dissertação de mestrado pesquisei a formação do fonoaudiólogo, analisando o currículo de 18 cursos de Fonoaudiologia no Brasil. Os dados referentes à grade curricular evidenciaram que aproximadamente 10% das disciplinas básicas se relacionavam à área educacional. É importante ressaltar que, nesta época, os cursos de fonoaudiologia ainda eram estruturados segundo o Currículo Mínimo definido em 1983, que privilegiava a formação do fonoaudiólogo, voltada para a técnica. Neste mesmo estudo, nota-se o início de um movimento em direção a outros campos de atuação, a partir da diversificação na oferta de estágios, mostrando que a clínica da faculdade deixou de ser o espaço exclusivo em que se desenvolve o treinamento profissional. Os dados apontaram que no sistema educacional os estágios eram desenvolvidos tanto na educação infantil (creches, EMEIs) como no ensino fundamental.

As novas Diretrizes Curriculares para os cursos de Fonoaudiologia, considerando, inclusive, as transformações políticas, econômicas e socioculturais por que passa a sociedade brasileira, propõem que na formação do fonoaudiólogo sejam oferecidos conhecimentos em múltiplas áreas e experiências em grau suficiente para o exercício pleno da profissão.

Poder-se-ia afirmar, então, que a existência destes documentos e movimentos em relação à formação profissional tem garantido a capacitação para a atuação adequada na área educacional? A resposta a esta questão não é tão simples. O relato de Rocha e Macedo oferece uma contribuição sobre o assunto, uma vez que as autoras apresentam uma reflexão sobre a prática de estágio que vivenciaram. Para elas, inicialmente, o trabalho valorizava a figura do aluno, *a quem se atribuía uma doença, antes desconhecida, que aparecia*. Em busca de mudanças, se propuseram a mudar o foco do trabalho e, em vez do aluno, esse seria dirigido ao professor, proporcionando um objetivo novo na formação acadêmica do aluno.

É fundamental que em todas as instituições comprometidas com a formação do fonoaudiólogo sejam enfatizadas as discussões sobre o papel e perfil do fonoaudiólogo para atuar no âmbito da educação. Com esta nova geração de fonoaudiólogos, espera-se que a realidade atual seja significativamente alterada. A urgência e a relevância deste tema se justificam à medida que podem evitar que práticas equivocadas continuem a se desenvolver, prejudicando esta relação do fonoaudiólogo com a educação.

Para Collares e Moysés: *Todos os médicos, psicólogos e fonoaudiólogos entrevistados dizem que os problemas de saúde constituem um entrave para a aprendizagem, consistindo em uma das principais causas do fracasso escolar... Os profissionais da saúde têm uma formação profissional acrítica, a-histórica, baseada fundamentalmente em literatura americana biologizante* (p. 144). Com essa concepção, desconsidera-se a estrutura política do país, a estrutura política e pedagógica da instituição escola, apontando o fracasso escolar como decorrente de problemas da criança. Segundo as autoras, a Medicina, a Psicologia e a fonoaudiologia vendem um milagre impossível, porque o problema da não-aprendizagem é determinado por questões inerentes à instituição escolar, pedagógicas e não médicas.

Embora não se possa generalizar a atuação do fonoaudiólogo no sistema educacional, cabe aqui considerar que muitas destas críticas correspondem à realidade. As ações desenvolvidas poderiam ser categorizadas em dois grandes grupos, com todas as suas variações: (1) os que estão embasados, ainda, numa visão eminentemente clínica da Fonoaudiologia e (2) os que buscam delinear uma trajetória que promova a saúde fonoaudiológica em parceria com os profissionais da educação.

No primeiro grupo encontramos os profissionais que denominam de "preventiva" a atuação nas unidades escolares, que privilegiam a triagem. A presença deste profissional no espaço educativo se justifica pela discussão de alunos com "dificuldades fonoaudiológicas" ou para observação e avaliação de alunos-problema. Esta ação promoveria saúde fonoaudiológica? Ou reforçaria a crítica de que o fonoaudiólogo estaria "buscando doentes"? Em que medida esta prática poderia contribuir para a construção de um sistema educacional mais justo e democrático?

Se na década de 30 os "vícios da língua" foram perseguidos pelo fonoaudiólogo, em nome da identidade nacional, não se estaria, novamente, na década de 90, contribuindo para a discriminação social, pela língua?

Essa forma de atuação tem permitido que as expectativas dos profissionais da educação em relação aos profissionais da saúde continuem inalteradas. Ainda segundo Collares e Moysés *os educadores vêm delegando seu próprio espaço a profissionais da saúde... Qualquer um é competente para solucionar o problema, menos o professor, na verdade o único profissional com condições reais de transformar sua própria prática pedagógica, em busca do sucesso escolar* (p. 155).

Evidentemente, na segunda categoria de ações, encontram-se alternativas que procuram garantir ao educador o controle do espaço e do processo educativo. Nesta perspectiva, o fonoaudiólogo se apresenta como um parceiro que, segundo Rocha e Macedo, pode compartilhar as diferentes práticas que levem a um melhor desenvolvimento de linguagem e conseqüentemente, um melhor desempenho escolar. O aluno antes tido como doente pode ser compreendido e descoberto.

Tanto mais efetivas serão as ações quanto mais conseguirmos retomar a própria rotina e atividade da escola. Sem querer transformar radicalmente o que já existe ou construir tudo de novo, podemos contribuir para o *re*-olhar as mesmas situações, os mesmos brinquedos, as mesmas atividades. Ressignificar o contexto e as relações em que a linguagem se manifesta e se constitui parece ser meta de maior valor para se almejar.

Além da ação com os docentes, o fonoaudiólogo deve valorizar a participação dos pais em seu trabalho. Atendendo-os individualmente ou, preferencialmente em grupos, os encontros devem enfatizar o papel que estes desempenham em todo processo de desenvolvimento de seus filhos.

Outro ângulo da relação do profissional com a educação suscita a seguinte questão: qual o espaço concreto que tem sido ocupado pelo fonoaudiólogo, na organização do sistema educacional?

Em pesquisa realizada por Freire, Ferreira e Coimbra, constatou-se que o fonoaudiólogo atuava basicamente em consultório particular, como clínico generalista. Já nessa época, evidenciaram que quem mais encaminhava pacientes para a clínica fonoaudiológica era a escola.

E por que a escola encaminhava (e continua encaminhando)?

Para Bueno, a preocupação de professores e especialistas em educação com a linguagem e seus distúrbios pode ser considerada um avanço. No entanto, esta autora chama a atenção para o fato de se deslocar as justificativas para o fracasso escolar, dos aspectos cognitivos e psicomotores, para aspectos lingüísticos.

Realizando mais duas etapas da pesquisa sobre o perfil do fonoaudiólogo, Freire e Ferreira afirmam que *a abertura de concursos públicos para fonoaudiólogos na área da saúde incrementou e expandiu a atuação do fonoaudiólogo, alterando, com certeza, o seu perfil inicial* (p. 47). Os resultados desta pesquisa apontaram que 67,2% trabalhavam em consultório particular; 14,7% em instituições de saúde pública – municipais e estaduais; 6,8% em instituições para deficientes; 2,5% nas clínicas-escola; 2,3% nas escolas e nos cursos de Fonoaudiologia e 2,2% nas empresas que comercializavam aparelhos auditivos. Verifica-se nesse momento, de forma bastante incipiente, a participação do fonoaudiólogo no sistema educacional, demonstrando que os espaços que se abrem no sistema público são mais evidentes na área da saúde.

Ainda nesta pesquisa, as autoras referem que alguns fonoaudiólogos criticam o sistema de saúde e sua demanda sem refletirem se eles próprios poderiam ser responsáveis por tal situação, à medida que não privilegiam ações voltadas à promoção da saúde.

A falta de análise da origem dos problemas da população, afirma Freire, poderá levar o fonoaudiólogo a assumir uma atitude ingênua, como um professor particular, responsável por uma demanda que vem, principalmente, do sistema de educação.

Como solução, a autora propõe o atendimento ao professor, que favoreça a reflexão sobre as questões que ocorrem no contexto educacional, resultando num processo de transformação da escola.

Tomando como referência as considerações de Freire e outras já apontadas, observa-se que, neste momento, muitas das ações do fonoaudiólogo na sua relação com a educação ainda estão fortemente marcadas pelo modelo clínico, que tem sido bastante questionado.

Um estudo mais recente sobre o perfil do fonoaudiólogo no estado de São Paulo (CRFª – 2ª Região) demonstra que a maior parte dos fonoaudiólogos, 54,61%, ainda tem atuado em consultórios e clínicas particulares, embora outros setores comecem a se consolidar como alternativas de trabalho. Entre estes setores, se destacam as Unidades Básicas de Saúde (UBSs) e Ambulatórios de Especialidades, representando 12,48% das atividades principais do fonoaudiólogo. Dentre as outras alternativas, 6,29% dos profissionais atuam nas Instituições de Atendimento ao Deficiente, 4,39% em Escolas para Deficientes, 2,77% em Escola Regular, 4,34% em Hospitais e 3,25% na Docência Universitária. Agrupando estes setores em grandes categorias – Saúde, Educação, Assistência ao deficiente e Outros –, nota-se que a categoria Saúde constitui o principal nicho de atuação com 77,65% do total. A atenção ao deficiente, incluindo as instituições e a escola para deficientes, concentra 10,68% dos profissionais e a Educação, 6,92% do trabalho principal do fonoaudiólogo no estado de São Paulo.

Os dados demonstram que, efetivamente, o fonoaudiólogo não tem ocupado um lugar significativo no sistema educacional. Muitos dos trabalhos relatados na literatura se referem a experiências acadêmicas, ligadas aos cursos de Fonoaudiologia, desenvolvidas em situações de estágio. Estas experiências buscam atender às novas exigências de formação profissional, definidas nas diretrizes curriculares para os cursos de graduação. Por outro lado, no mercado profissional, verifica-se que os serviços oferecidos pelo fonoaudiólogo se dirigem, basicamente, à educação infantil, ao ensino fundamental e à educação especial. São raras as iniciativas desenvolvidas em outros níveis de ensino, que considerem a importância da inserção nos cursos de formação de professores (Magistério) e às possibilidades de parceria em diferentes cursos de nível superior como jornalismo, publicidade e propaganda, turismo, direito, radialismo e televisão, relações públicas, entre outros.

Apesar de ainda incipiente a vinculação do fonoaudiólogo ao sistema escolar, a interpretação das novas diretrizes que norteiam as políticas públicas de educação tem agravado ainda mais esta situação. A nova Lei de Diretrizes e Bases da Educação (LDB), Lei nº 9.394, define, no art. 71, que: *Não constituirão despesas de manutenção e desenvolvimento do ensino aquelas realizadas com: I...IV – programas suplementares de alimentação, assistência médico-odontológica, farmacêutica e psicológica, e outras formas de assistência social.* O fonoaudiólogo, como profissional da saúde, nem chega a ser citado. A sua "ausência" nos quadros da educação justifica esta omissão, embora se perceba, pela generalização, que este também não estará incluído nas despesas financiadas com as verbas para a educação.

Efetivamente, observam-se mudanças nas secretarias ou nos departamentos de educação. Em muitas delas, os fonoaudiólogos, psicólogos e outros profissionais da saúde têm sido transferidos para os quadros das secretarias e dos departamentos da saúde. Em alguns municípios, as discussões acontecem no sentido de definir qual o local mais apropriado para a inserção destes profissionais e que papel poderiam desenvolver nos diferentes contextos. Portanto, este momento configura-se como mais um desafio para o fonoaudiólogo, na busca do aperfeiçoamento de sua relação com a educação.

Historicamente, o sistema de ensino privado caracterizou-se como um espaço que previa, eventualmente, o trabalho do fonoaudiólogo. Atualmente, em função da crise econômica que afeta toda a sociedade brasileira, estas instituições têm promovido cortes em seus quadros profissionais, sendo que o fonoaudiólogo tem sido um dos primeiros a ser eliminado.

Com base nesse cenário levantam-se outras questões: que saída haveria para o fonoaudiólogo, "descartado" do sistema público e privado de educação? Novamente as respostas não são tão simples. Em algumas situações, verifica-se que o fonoaudiólogo não tem investido no sentido de deixar claro os objetivos de seu trabalho quanto à educação ou tem se acomodado no que concerne a atender as expectativas equivocadas dos profissionais da educação.

Se a contratação do fonoaudiólogo pelo sistema educacional se torna mais difícil neste momento, que soluções poderiam ser propostas para que se mantenha a relação entre a Fonoaudiologia e a Educação?

Segundo Befi, em sua inserção na saúde pública, o fonoaudiólogo tem buscado organizar propostas de ações a serem executadas em diferentes programas das unidades básicas de saúde, incluindo a prestação de serviços nas creches e escolas de sua área de abrangência. No mesmo sentido, Sucupira se refere à UBS como instância centralizadora e coordenadora de ações coletivas realizadas nas creches, escolas, e outros espaços sociais, denominadas atividades extramuros. Com estas ações, seria possível conhecer a realidade das instituições e a natureza dos ditos "distúrbios", que são encaminhados às UBSs. A possibilidade de participação de diferentes categorias profissionais, constituindo equipes interdisciplinares, exige planejamento e organização de ações articuladas entre a UBS e a escola.

Vislumbra-se, nessas propostas, uma possibilidade de continuar construindo e aperfeiçoando a relação entre a Fonoaudiologia e a Educação, independentemente da forma com que o fonoaudiólogo se vincule, administrativamente, tanto no sistema de educação como no sistema de saúde.

Continuar refletindo sobre a atuação efetiva do fonoaudiólogo nestes últimos 20 anos, no contexto educacional, parece ser um caminho para a superação de uma prática que tem privilegiado a doença e o sujeito patológico. Reconstruir e consolidar a relação com a educação, considerando todas as dificuldades aqui apontadas, depende do conhecimento das políticas públicas de educação e todas as suas mazelas, além de uma atitude que respeite as características do sistema educacional.

Referências Bibliográficas

BEFI, D. A inserção do fonoaudiólogo na atenção primária à saúde. In: BEFI, D. (org.). *Fonoaudiologia na atenção primária à saúde*. São Paulo: Lovise, 1997.

BERBERIAN, A. P. *A normatização da língua nacional – Práticas Fonoaudiológicas 1920-1940*. Dissertação de mestrado. Programa de Distúrbios da Comunicação. PUC-SP. São Paulo, 1993.

BITTAR, M. L. A construção da relação fonoaudiólogo-creche. In: BEFI, D. (org.). *Fonoaudiologia na atenção primária á saúde*. São Paulo: Lovise, 1997.

BRASIL. *Lei nº 6.965* – Regulamentação da profissão do fonoaudiólogo. 9 de dezembro de 1981.

BRASIL. *Lei nº 9.394* – Lei de Diretrizes e Bases da Educação. 20 de dezembro de 1996.

BUENO, J. G. S. Escola, linguagem e distúrbios da linguagem. *Rev. Dist. da Com.*, col. 4(2): 169-183, São Paulo, 1991.

CAVALHEIRO, M. T. P. *Formação do fonoaudiólogo no Brasil: estrutura curricular e enfoque preventivo*. Dissertação de mestrado. PUC-Campinas. Campinas-SP, 1996.

_____. Trajetória e possibilidades de atuação do fonoaudiólogo na escola. In: LAGROTTA, M. G. M.; CÉSAR, C. P. A. R. (orgs.). *A Fonoaudiologia nas instituições*. São Paulo: Lovise, 1997.

COLLARES, C. A. L.; MOYSÉS, M. A. A. O profissional de saúde e o fracasso escolar: compassos e descompassos. In: MACHADO, A. M. et al. *Educação especial em debate*. São Paulo: Casa do Psicólogo: Conselho Regional de Psicologia (CRP – 06), 1997.

CONSELHO FEDERAL DE EDUCAÇÃO – CFF. *Resolução nº 6* – Currículo Mínimo do curso de graduação em Fonoaudiologia. *Diário Oficial*, Brasília, 15 de abril de 1983. Seção I, p. 6117.

CONSELHO REGIONAL DE FONOAUDIOLOGIA – CRF[a] – 2[a] Região. *Perfil do fonoaudiólogo no Estado de São Paulo*. São Paulo, 1997.

FERREIRA, L. P. (org.). *O fonoaudiólogo na escola*. São Paulo: Summus, 1991.

FIGUEIREDO NETO, L. E. *O início da prática fonoaudiológica na cidade de São Paulo: seus determinantes históricos e sociais*. Dissertação de mestrado. Programa de Distúrbios da Comunicação. PUC-SP. São Paulo, 1988.

FREIRE, R. M. Fonoaudiologia em saúde pública. *Rev. Saúde Pública*, 26(3): 179-184, São Paulo, 1992.

FREIRE, R. M.; FERREIRA, L. P.; COIMBRA, L. M. V. Quem é este profissional, o fonoaudiólogo? *Rev. Dist. da Com*, vol. 3(1): 105-9, São Paulo, 1989.

FREIRE, R. M.; FERREIRA, L. P. Quem é este profissional, o fonoaudiólogo? 3[a] etapa. *Rev. Dist. da Com*, vol. 7(1): 45-53, São Paulo, 1994.

GOULART, P.; GOULART, S. A.; ISSLER, S.; HASSON, M.; DANTAS, M. Histórico da Fonoaudiologia. *Jornal Brasileiro de reabilitação: mental, vocal, física e oral.* Ano-4, vol. IV(15): 14-8; (16): 31-7, Rio de Janeiro, 1981.

GUEDES, Z. C. F. *O fonoaudiólogo e a educação: algumas considerações sobre a sociedade da linguagem.* Dissertação de mestrado. Escola Paulista de Medicina. São Paulo, 1986.

NOVAES, M. H. *Psicologia da educação e prática profissional.* Rio de Janeiro: Vozes, 1992.

ROCHA, A. C. O.; MACEDO, H. O. Que relação é esta: Fonoaudiologia, escola e graduação? In: LAGROTTA, M. G. M.; CÉSAR, C. P. H. A. R. (orgs.). *A fonoaudiologia nas instituições.* São Paulo: Lovise, 1997.

SUCUPIRA, A. C. S. L. A experiência do município de São Paulo na atenção à saúde do escolar no período de 1989 a 1992. In: CONCEIÇÃO, J. A. N. (coord.) *Saúde escolar: a criança, a vida e a escola.* São Paulo: Sarvier, 1994.

ZORZI, J. L. Possibilidades de trabalho fonoaudiológico no âmbito escolar-educacional. *Jornal do CRF^a – 2ª Região*: março-abril, 1999.

CAPÍTULO 2

O PROFESSOR NA ATUAÇÃO FONOAUDIOLÓGICA EM ESCOLA: PARTICIPANTE OU MERO ESPECTADOR?

Claudia Regina Mosca Giroto

Nos últimos anos, a prevenção vem assumindo maior importância no universo da Fonoaudiologia, determinando um número crescente de propostas de atuação fonoaudiológica preventiva em escolas, desde a oficialização dos cursos de Fonoaudiologia, no Brasil.

Como se sabe, por muito tempo a experiência que o professor vivenciou em relação à atuação fonoaudiológica esteve ligada à patologização dos distúrbios da comunicação e à ação predominantemente curativa, assim como ocorreu com o fonoaudiólogo. Entretanto, este último tem buscado discutir tanto os objetivos quanto a normatização de sua atuação em escolas.

O fonoaudiólogo que atua em escolas encontra-se, pois, imerso num contínuo processo de aprendizagem e tem se engajado numa luta pela construção de sua identidade como profissional voltado à promoção da saúde e às questões educacionais, porém, para que se garanta a eficácia e aplicabilidade de sua atuação, depende dele uma melhor compreensão de seu trabalho, por parte dos profissionais integrantes da equipe escolar (principalmente o professor), para que todos possam atuar de modo integrado e cooperativo em prol da promoção da saúde e da aprendizagem dos escolares.

Assim, discutir o papel do professor na atuação fonoaudiológica em escolas parece-me relevante e oportuno. Se o fonoaudiólogo vem buscando, com o passar dos anos, melhorar sua atuação no sentido de resgatar o papel social da Fonoaudiologia voltado, prioritariamente, à promoção da saúde na escola, o professor e a escola, como um todo, também precisam incorporar a preocupação com questões que envolvam a saúde.

O papel atribuído ao professor nas propostas de atuação fonoaudiológica em escolas

Inúmeras propostas destacaram a participação do professor na detecção dos distúrbios da comunicação (Pacheco e Caraça, Collaço, Bittar, Lagrotta, Cordeiro e Cavalheiro, Guedes).

Conforme os estudos de Figueiredo Neto e Berberian, o professor foi um agente importante para a concretização das práticas fonoaudiológicas, desde as primeiras décadas deste século. Nesse período, os distúrbios da comunicação, denominados desvios da língua padrão (caracterizados por variações dialetais e estrangeirismos), assumiram um caráter patológico por serem considerados desvios da língua padrão vigente no país e, em conseqüência desse fato, a escola tornou-se o local ideal não só para a detecção, mas também para a correção desses desvios. Muitos professores, nessa época, se descaracterizaram como educadores e assumiram o papel de reabilitadores, atendendo aos programas de correção dos distúrbios da comunicação apresentados pela população escolar.

A transformação do professor em especialista na detecção e correção dos distúrbios da comunicação foi determinada pela preocupação com o diagnóstico das alterações da linguagem e pela incorporação de técnicas reabilitadoras às atividades desenvolvidas por ele, na escola. Isto evidencia o quanto o professor, aliado aos profissionais da área médica e da Psicologia, esteve envolvido no processo de criação e implementação de princípios e técnicas reabilitadoras – ainda que determinadas, na época, por um contexto sócio-histórico específico que, ainda hoje, norteiam muitas atividades fonoaudiológicas.

As propostas de atuação fonoaudiológica em escolas que destacaram a participação do professor na detecção dos distúrbios da comunicação fundamentaram-se, provavelmente, na premissa de que ele era o indivíduo que, de fato, estava mais próximo dos escolares e, portanto, ninguém melhor do que ele – subentendendo que conhecia os escolares com os quais trabalhava – para verificar quais apresentavam problemas.

O papel atribuído ao professor: o de "agente detector de problemas", contribuiu para reforçar a patologização dos distúrbios da comunicação e a ação curativa na escola, visto que tais propostas, apesar de demonstrarem claro interesse pelo aspecto preventivo, enfatizaram a preocupação em tratar os distúrbios apresentados pelos escolares por meio de programas de estimulação. Programas estes, resultantes do próprio contexto no qual foram desenvolvidos, atrelados às práticas da Medicina e marcados pela transferência da abordagem clínica para a escola, até praticamente o fim da década de 70. Muito provavelmente, esse fato ocorreu em função das condições com as quais o fonoaudiólogo deparou, nesse período, para efetivar a implantação de sua atuação em escolas.

No entanto, mesmo as propostas desenvolvidas após a década de 70, mais preocupadas em garantir a participação do fonoaudiólogo na equipe escolar e oferecer informações sobre o seu trabalho (incluindo, entre outros aspectos, o desenvolvimento normal da comunicação), continuaram a enfatizar o papel do professor como "agente detector de problemas".

A detecção abordada do ponto de vista do enfoque curativo contribuiu para a medicalização do fracasso escolar, entendida aqui como a atribuição de causas médicas e orgânicas, comportamentais e individuais, inerentes às crianças com dificuldade no desempenho escolar.

Ao papel desempenhado pelo professor somou-se uma prática adotada por ele, que ainda hoje é muito comum: atribuir rótulos às crianças com dificuldades escolares, baseando-se em suas próprias expectativas que, freqüentemente, responsabiliza a criança pelo fracasso escolar. Em muitas situações, o professor, desavisado ou despreparado, formulou seu diagnóstico, posteriormente, muitas vezes, confirmado pelo fonoaudiólogo.

Sendo assim, à medida que o professor deparou com o fonoaudiólogo que "oficializou" suas expectativas e seus rótulos, tornou-se fácil, para ele, legitimar esse tipo de atuação e desempenhar apenas o papel de agente detector.

Diante disso, podemos também pensar na contribuição que a atuação fonoaudiológica teve – e, em alguns casos, infelizmente ainda continua a ter – para reforçar a idéia de que a responsabilidade pelo fracasso escolar é do aluno, ao isentar o professor, a instituição, ou ainda, o sistema educacional. Além da contribuição para a medicalização de aspectos inerentes ao próprio desenvolvimento da criança, muitas vezes, determinados pelo contexto sociocultural no qual ela está inserta.

Não pretendo, porém, responsabilizar o fonoaudiólogo por uma situação que entendo ser conseqüência de um contexto sócio-histórico que vivenciamos, no decorrer desses anos e de tentativas de aprendizado e realização de modificações, para garantir a aplicabilidade da atuação fonoaudiológica na escola. Há que se considerar que o fonoaudiólogo ainda vivencia esse processo de aprendizagem. Se, em algumas propostas, a sua atuação serviu para reforçar o conceito de patologização, determinado por um período em que a profissão se iniciava no Brasil, baseada, principalmente, no modelo médico e passava por um processo natural de adaptações, transformações e luta dos profissionais pioneiros pela conquista de campos de atuação; tantas outras mostraram e mostram claramente sua preocupação em esclarecer tal conceito. É fato que as propostas que vêm obtendo sucesso são justamente aquelas desenvolvidas por fonoaudiólogos que se conscientizaram de que seus trabalhos devem incluir o professor, em discussões que vão além de ensiná-lo a detectar problemas.

Essas propostas, mais recentes, que objetivam a integração do fonoaudiólogo com os profissionais da escola, não estão preocupadas, apenas, em enfatizar os distúrbios da comunicação apresentados pelos escolares, mas buscam, por meio de uma reflexão conjunta, a compreensão da natureza desses distúrbios. Tais propostas apresentam a preocupação em adaptar seus programas a contextos escolares específicos e não tentam o contrário, ou seja, fazer o professor e a escola se adaptarem ao programa desenvolvido pelo fonoaudiólogo que, em muitas situações, denomina prevenção o que ainda continua sendo intervenção.

Fica claro que no momento atual busca-se o desvencilhamento da prática clínica, a promoção da integração com os profissionais da escola e a necessidade de evitar a imposição de rótulos e suas possíveis conseqüências aos escolares.

Repensando o papel do professor...

Inegavelmente, a detecção de problemas tem sido vista como uma ação necessária, porém, não mais como principal prioridade da atuação fonoaudiológica na escola e, conseqüentemente, a participação do professor em tal atuação tem sido discutida.

No entanto, apesar da crescente evolução de perspectivas positivas de continuidade do processo de aprendizagem dos fonoaudiólogos que atuam em escola, nem mesmo as propostas mais recentes têm se mostrado eficazes no sentido de se realizar um trabalho sistemático na equipe escolar.

Isso pode estar ocorrendo, muito provavelmente, devido ao foco da atuação fonoaudiológica na escola ainda estar, predominantemente, direcionado à adoção de medidas individuais dirigidas às crianças.

É fato que, apesar das propostas mais recentes iniciarem a discussão sobre a possibilidade de seu foco de atuação na escola voltar-se à participação na equipe escolar e à valorização do professor nessa atuação, as referências compulsadas na literatura limitam-se, ainda, a esclarecer o papel do professor como agente detector de problemas e o conteúdo das orientações oferecidas a ele.

Nas propostas de atuação fonoaudiológica em escolas não há referências sobre as expectativas de professores que participaram ou participam de tais propostas. Poderia ser esse um meio de controle de eficácia dessa atuação?

Ao estudar as expectativas de professores de 1ª a 4ª séries da rede pública em relação à atuação do fonoaudiólogo na escola, observei que os professores participantes do estudo apresentaram dificuldade para conceituar Fonoaudiologia.

As definições utilizadas por eles se apoiaram numa visão fragmentada e baseada na patologização da comunicação, ao fazerem referências às alterações (em particular às de fala) e ao tratamento. Apresentaram uma visão duplamente reducionista ao se referirem às alterações de fala (uma vez que a fala não é a única área de estudo da Fonoaudiologia) e ao se referirem à forma de atuação, visto que a reabilitação se configura como uma ação entre tantas outras adotadas por essa ciência e, ainda, demonstraram não ter conhecimento da ação fonoaudiológica preventiva como fonte de promoção e proteção da saúde.

Nesse mesmo estudo, os professores mencionaram esperar que o fonoaudiólogo adotasse, na escola, as condutas de realização de diagnóstico (mencionada pelos professores que haviam tido contato com fonoaudiólogos que atuam em escola) e de realização de tratamento dos distúrbios da comunicação apresentados pelos escolares (apontada pelos professores que negaram tal contato); demonstrando, com isso, que privilegiam o enfoque terapêutico e a ação individual. Atribuíram a si mesmos as condutas de realização de detecção e a realização de encaminhamentos dos escolares portadores desses distúrbios. A conduta referente a manter contato com o fonoaudiólogo para acompanhar a evolução dos escolares por eles encaminhados, proposta nesta pesquisa por mim, não foi mencionada por eles. Os mesmos consideraram importante receber, em sua formação, informações sobre o trabalho fonoaudiológico na escola, porém, não foram capazes de apontar de que forma tais informações os beneficiariam.

Esse estudo foi posteriormente replicado (repetido) com professores de escolas de educação infantil (EMEIs), sendo que a maioria desses professores disse conhecer o trabalho do fonoaudiólogo na escola, porém, assim como os professores de 1ª a 4ª séries, apresentaram dificuldade para caracterizar a atuação do fonoaudiólogo em escolas. Eles também se preocuparam mais com a detecção de problemas, aspecto que apareceu tanto na expectativa quanto à atuação direta do fonoaudiólogo quanto na expectativa do fornecimento de informações que lhes possibilitassem realizar essa detecção.

Há que se ressaltar, porém, que os professores de EMEIs, quando comparados aos de 1ª a 4ª séries, reconheceram a existência da atuação fonoaudiológica nas escolas onde lecionavam, principalmente no que diz respeito ao fato de terem apontado a contribuição dessa atuação não só para garantir a saúde do escolar, mas também do educador, pois se referiram ao desenvolvimento de ações envolvendo a saúde vocal do professor. Esses dados comprovam que, apesar dos professores das EMEIs também apresentarem dificuldades para caracterizar a atuação fonoaudiológica na escola, eles possuem um conhecimento muito mais abrangente acerca de tal atuação do que os professores de 1ª a 4ª séries.

Tais dados evidenciam, no que diz respeito aos professores participantes desses estudos, que a Fonoaudiologia continua assumindo um caráter predominantemente reabilitador, não lhe sendo conferida a responsabilidade pela promoção da saúde na escola, ao contrário, é-lhe atribuída a responsabilidade pela ação curativa da doença.

Isso me leva a questionar se as propostas de atuação fonoaudiológica em escolas, ao apresentarem programas de orientações ao professor, realmente atingem o objetivo de fazê-lo entender a natureza dos problemas apresentados pelos escolares. O professor, envolvido com tal atuação, compreende, de fato, por que tais problemas ocorrem e o quanto podem estar envolvidos com a dinâmica escolar, no sentido de como ocorre o processo de alfabetização; como estão atrelados à própria dinâmica familiar vivenciada pelos escolares, incluindo aqui os aspectos culturais e socioeconômicos? E ainda, quanto tais propostas estão adequadas aos diferentes contextos educacionais em que foram ou são aplicadas?

A ausência de referências sobre a questão da inter-relação entre o fonoaudiólogo e o professor parece demonstrar que este último desconhece esta possibilidade, prevalecendo a idéia da transferência da abordagem clínica para a escola, centrada no diagnóstico e tratamento, ou seja, prevalecendo a expectativa, por parte do professor, de realização de um trabalho curativo na escola. Isso reforça a idéia de o fonoaudiólogo deter a responsabilidade pelo controle dos problemas tidos como distúrbios da comunicação.

Scavazza chama a atenção para o perigo de o fonoaudiólogo assumir a responsabilidade por tal controle. Para essa autora, ao tomar para si esse papel, ele legitima uma política adotada pela escola de restringir a doença ao indivíduo (escolar), confirmando e legitimando-a, em vez de colaborar para a compreensão dos distúrbios da comunicação dentro do contexto social e, principalmente, do contexto educacional, nos quais os escolares estão insertos.

Os profissionais da educação, entre eles o professor, ao considerarem o cuidado com a saúde escolar como função apenas do profissional da saúde, têm dificuldade para estabelecer e analisar os determinantes políticos e pedagógicos do mau rendimento escolar e das evasões, não apresentam condições para vislumbrar as possibilidades de mudança, tornando-se mais fácil para eles se apoiarem em soluções oferecidas por outras áreas de conhecimento.

Associada a esse fato está a questão de a atuação preventiva na escola ainda ser baseada num modelo clínico que considera as diferenças individuais e as tentativas de encontrar os distúrbios, modelo que apresenta o indivíduo como foco dos problemas e livra o sistema educacional e os professores de qualquer responsabilidade.

Estas considerações nos levam a repensar o papel do professor nas propostas de atuação fonoaudiológica em escolas. Há que se repensar, também, as abordagens que perpetuam o modelo de atuação vigente no início do século e logo após a oficialização da Fonoaudiologia no Brasil. Tais abordagens, como já enfatizei, tiveram sua importância no contexto socioeducacional da época e representaram os primeiros passos para um avanço, porém, não representam, atualmente, as necessidades e possibilidades de tal atuação.

Faz-se necessário, então, estabelecer um paralelo entre o que o fonoaudiólogo oferece e o que a escola, representada pelo professor, espera dele.

Esse questionamento não deverá ocorrer com facilidade, visto que determinará a discussão de questões sobre a formação dos professores e do fonoaudiólogo, o que implicará a avaliação de práticas há muito tempo defendidas e utilizadas.

Quando me refiro à formação desses profissionais, entendo que o fonoaudiólogo, como profissional da saúde atuando em escola, necessita conhecer melhor a criança em idade pré-escolar e escolar, além do contexto socioeconômico e cultural no qual ela está inserta. Necessita ter domínio teórico sobre os métodos e recursos materiais para a alfabetização, sobre o papel social da escola, sobre os diferentes fatores relativos à produção do fracasso escolar, sobre a atuação primária em saúde, entre outros aspectos.

Quanto ao professor, não basta que ele receba, apenas, informações sobre o desenvolvimento da fala, da audição, da linguagem, entre outros, mas é necessário que o fonoaudiólogo lhe ofereça condições para que conheça melhor os objetivos da prevenção fonoaudiológica na escola, a ponto de levá-lo a indagar-se a respeito de sua própria formação profissional (questionável em relação às políticas de prevenção em saúde), que lhe permita conscientizar-se de que a prevenção em saúde no âmbito da escola é algo com que precisa se preocupar, até para que a escola como um todo também incorpore essa preocupação, como mencionei anteriormente.

A partir da compreensão de seu papel quanto à promoção da saúde na escola e quanto à natureza dos problemas apresentados pelos escolares, o professor terá condições de questionar a política educacional vigente e poderá contribuir para que ocorram mudanças significativas, por exemplo, deixar de vislumbrar a prevenção fonoaudiológica apenas como um programa cujo objetivo é o de diminuir a ocorrência dos distúrbios da comunicação nos escolares.

Isto se tornará possível com o redirecionamento do foco do trabalho do fonoaudiólogo na escola para a atuação na equipe escolar e com a recuperação do papel original do professor, voltado para a análise e resolução dos problemas educacionais.

Dessa forma, à medida que o professor deixar de se ver e de ser visto como "agente detector de problemas" e à medida que o fonoaudiólogo priorize o trabalho em parceria, poderão ser desenvolvidas não só medidas individuais, mas principalmente coletivas, o que poderá resultar em ganhos positivos para ambas as partes.

Assim, ao se estabelecer uma ação coordenada entre ambos, na qual se privilegiem as ações que evitem a instalação dos distúrbios da comunicação, em detrimento daquelas voltadas para a atuação apenas curativa, poderá se concretizar a mudança do papel atribuído ao professor.

Esta mudança possibilitará ao fonoaudiólogo a retomada de sua ação preventiva e habilitadora, não apenas reabilitadora, a fim de que se torne um profissional apto a integrar a equipe escolar e desempenhar, também, um papel social mais efetivo.

O trabalho em parceria é possível? Como?

O trabalho em parceria se tornará uma realidade à medida que o fonoaudiólogo retome a discussão de alguns aspectos determinantes para se garantir a efetividade de sua atuação na equipe escolar. A garantia de sua participação nessa equipe resultará, portanto, na integração com os demais profissionais na escola, porém, enquanto sua atuação enfatizar medidas individuais, será difícil para o fonoaudiólogo conscientizar esses profissionais sobre a necessidade de seu trabalho.

A legitimação da atuação do fonoaudiólogo na equipe escolar poderá acontecer à medida que ele conheça profundamente o contexto educacional com o qual trabalhará. Para isso ele necessitará vivenciar esse contexto, o que não acontece em nossa realidade, uma vez que o trabalho desenvolvido na escola ainda é, predominantemente, voltado à identificação de problemas e à transformação de tais problemas no objeto de estudo da Fonoaudiologia na escola, quando, na verdade, seu objetivo maior deveria estar direcionado à compreensão dos aspectos fonoaudiológicos que, de alguma forma, contribuem para dificultar a aprendizagem escolar.

Essa legitimação se confirmará com o desenvolvimento de medidas coletivas de prevenção, que englobem não só os escolares, como mencionei, mas a escola como um todo, até para que a escola, compreendendo a necessidade e importância da atuação fonoaudiológica, respalde a luta deste profissional pela garantia de sua participação na equipe escolar.

A integração entre o fonoaudiólogo e a escola poderá resultar na cobrança de ações governamentais – tanto em âmbito estadual quanto municipal – que contribuam para sistematizar a atuação fonoaudiológica na escola.

Há que se cobrar uma legislação que garanta a presença do fonoaudiólogo na escola, não no sentido de que este contribua para a produção do fracasso escolar, mas para que crie condições para uma atuação eficiente na equipe escolar, pois entendo que ele deve desempenhar um papel não apenas direcionado às questões de promoção da saúde na escola, mas também à promoção da educação escolar e à resolução dos problemas da comunicação e de suas implicações para a escolarização.

A cobrança por uma legislação que crie condições favoráveis para uma atuação eficiente do fonoaudiólogo na equipe escolar poderá resultar, ainda, numa atuação mais sistematizada, abrangendo o maior número possível de escolas, uma vez que, em geral, tal atuação se baseia em ações isoladas, mesmo nos locais onde funcionam cursos de Fonoaudiologia.

Muitos aspectos contribuem para essa situação, como o tempo de permanência dos estagiários de Fonoaudiologia nas instituições educacionais, o reduzido número de estagiários, o que não garante a presença deles em todas essas instituições, nos locais onde esses cursos funcionam, assim como a reduzida carga horária das disciplinas preventivas na maior parte dos cursos, disciplinas que ainda precisam dar conta da atuação em Unidades Básicas de Saúde (UBSs) e outras instituições.

Outro aspecto importante, com a criação de uma legislação direcionada à atuação do fonoaudiólogo na escola, diz respeito à necessidade de integração entre os cursos de Fonoaudiologia e as secretarias de educação para a execução de projetos de extensão e de educação continuada, direcionados às redes pública e municipal, o que tornaria a atuação fonoaudiológica mais conhecida entre os professores. Essa integração poderia ser incentivada, ainda, nos cursos de graduação de Pedagogia e de Fonoaudiologia.

Ações conjuntas entre os fonoaudiólogos e suas entidades representativas também precisam ser incentivadas cada vez mais, para uma discussão sobre a normatização da atuação fonoaudiológica na escola. Entretanto, essas ações conjuntas precisam envolver o maior número possível de profissionais, pois tal discussão implica a construção da identidade profissional do fonoaudiólogo que atua em escola. Enfatizo, mais uma vez, que essa atuação deve priorizar o trabalho na equipe escolar e o desenvolvimento de programas de educação continuada direcionados, de fato, à integração dos profissionais que atuam na escola e à participação de todos no planejamento das atividades desenvolvidas com os escolares.

Quando me refiro à participação do fonoaudiólogo no planejamento de atividades escolares, entendo que ele pode e deve contribuir para o planejamento pedagógico, não no sentido de tomar para si a responsabilidade do professor, mas no sentido de otimizar o processo de aprendizagem e alfabetização. Sua formação lhe garante condições para o desenvolvimento de medidas direcionadas à aprendizagem escolar, área com a qual o fonoaudiólogo que atua em escolas, de modo geral, pouco trabalha.

O fonoaudiólogo que atua em escola parece ter pouca familiaridade com tal questão, pois são poucos os relatos encontrados na literatura sobre as possibilidades de atuação desse profissional no que diz respeito ao desenvolvimento de medidas preventivas que priorizem o processo de aprendizagem da leitura e da escrita dos escolares, por meio de ações coletivas centradas nesse processo, não direcionadas somente às ações individuais.

Seria, então, um trabalho preventivo mais direcionado às questões da aprendizagem, envolvendo medidas coletivas, um caminho para a garantia da presença do fonoaudiólogo na equipe escolar?

Ele pode desenvolver um trabalho preventivo na escola que enfatize esses aspectos, tanto em relação à normalidade quanto às dificuldades que os escolares podem apresentar no desenvolvimento da leitura e da escrita (dificuldades que freqüentemente são encaradas pelo professor (muitas vezes, também pelo fonoaudiólogo) como "erros" e transformadas em distúrbios, quando na verdade, representam etapas de um processo natural de aprendizagem)? O quanto o fonoaudiólogo que atua em escolas tem se voltado para essa questão? Esse é um trabalho que pode ser desenvolvido por ele na equipe escolar com a colaboração do professor? Será isso o que a escola espera dele?

Todas essas questões e as mudanças propostas implicam, inevitavelmente, a necessidade urgente de se rever os currículos dos cursos de Fonoaudiologia e a importância atribuída às disciplinas preventivas nesses currículos. Se entendermos a prevenção como uma ação profissional necessária, temos que tratá-la com a importância que ela requer e lhe conferir um papel de maior destaque.

Para isso, tanto o profissional quanto o estudante de Fonoaudiologia precisam engajar-se em discussões sobre a necessidade de mudanças que possibilitem uma ação fonoaudiológica mais eficiente e que garanta sua aplicabilidade na escola.

Alguns cursos de Fonoaudiologia têm demonstrado essa preocupação e retomado a discussão sobre políticas de Educação em Saúde por meio da implantação de disciplinas sobre

Saúde Pública, no entanto, sabemos que esse fato não se estende a todos os cursos, muitos, inclusive, ainda têm sido criados sob uma perspectiva predominantemente clínica, com maior ênfase na reabilitação.

Não pretendo apresentar aqui uma fórmula para a ação do fonoaudiólogo na escola, mas acredito que repensar o papel atribuído ao professor e a forma como ele o desempenha é mais um caminho. Representa uma possibilidade de legitimação da importância da Fonoaudiologia na escola e uma necessidade de modificar a percepção do professor de que o fonoaudiólogo realiza, prioritariamente, ações curativas.

Da modificação dessa percepção do professor decorre a necessidade de torná-lo participante da ação fonoaudiológica na escola, tirando-o da condição de mero espectador.

Referências Bibliográficas

BERBERIAN, A. P. *Fonoaudiologia e educação: um encontro histórico.* São Paulo: Plexus, 1995.

BITTAR, M. L. Fonoaudiologia escolar: relato de experiência. In: FERREIRA, L. P. (org.). *O fonoaudiólogo e a escola.* São Paulo: Summus, 1991, pp. 75-80.

CARVALHO, M. F. Da marginalização ao fracasso escolar: estudo de uma classe de 1ª série do 1º grau. *Psicologia*, v. 10, pp. 27-42, 1984.

CAVALHEIRO, M. T. P. Trajetória e possibilidades de atuação do fonoaudiólogo na escola. In: LAGROTTA, M. G. M.; CÉSAR, C. P. H. A. R. *A Fonoaudiologia nas instituições.* São Paulo: Lovise, 1997, pp. 81-8.

COLLAÇO, N. L. Fonoaudiologia escolar: as origens de uma proposta. In: FERREIRA, L. P. (org.). *O fonoaudiólogo e a escola.* São Paulo: Summus, 1991, pp. 21-8.

COLLARES, C. A. L.; MOYSÉS, M. A. F. Educação ou saúde? Educação X saúde? Educação e saúde! Fracasso escolar – uma questão médica? *Cadernos Cedes*, v. 15, Ed. Cortez, pp. 7-16, 1986.

_____. O renascimento da saúde escolar legitimando a ampliação do mercado de trabalho na escola. *Cadernos Cedes*, v. 28, pp. 23-9, 1992.

EIZIRIK, M. F. Distorções perceptuais em sistemas educacionais: teoria e exemplos. *Educação e Realidade*, v. 9, pp. 7-18, 1984.

FERREIRA, L. P. *O fonoaudiólogo e a escola*. São Paulo: Summus, 1991. 132 pp.

FIGUEIREDO NETO, L. H. *O início da prática fonoaudiológica na cidade de São Paulo: seus determinantes históricos e sociais*. São Paulo, 1988. 193 pp. (Dissertação de Mestrado). Pontifícia Universidade Católica de São Paulo.

GIROTO, C. R. M. *Expectativas de professores de 1ª a 4ª séries da rede pública em relação à atuação do fonoaudiólogo na escola*. Marília, 1998. 126 pp. (Dissertação de Mestrado). Unesp.

GIROTO, C. R. M. et al. Caracterização da visão do professor sobre a atuação do fonoaudiólogo em EMEIs. In: IV Congr. Intern. de Fonoaudiologia /III *Anais* do IV Congr. Intern. de Fonoaudiologia Enc. Ibero-americano de Fonoaudiologia, São Paulo, 1999.

GUEDES, Z. C. F. Fonoaudiologia: uma opção pela prevenção. In: FERREIRA, L. P. (org.). *O fonoaudiólogo e a escola*. São Paulo: Summus, 1991, pp. 81-9.

KYRILLOS, L. C. M.; MARTINS, K. C.; FERREIRA, P. E. A. Fonoaudiologia e escola: a aprendizagem de uma visão preventiva. In: LAGROTTA, M. G. M.; CÉSAR, C. P. H. A. R. *A fonoaudiologia nas instituições*. São Paulo: Lovise, 1997, pp. 93-7.

LAGROTTA, M. G. M.; CORDEIRO, M. C.; CAVALHEIRO, M. T. P. Discutindo a fonoaudiologia na escola. In: FERREIRA, L. P. (org.). *O fonoaudiólogo e a escola*. São Paulo: Summus, 1991, pp. 67-73.

MALUF, M. R.; BARDELLI, C. As causas do fracasso escolar na perspectiva de professores de uma escola de 1º grau. *Psicologia*, v. 7, pp. 263-271, 1991.

PAIXÃO, E. C. et al. Magistério, Pedagogia e Fonoaudiologia: uma integração premente. In: LAGROTTA, M. G. M.; CÉSAR, C. P. H. A. R. *A fonoaudiologia nas instituições*. São Paulo: Lovise, 1997, pp. 89-92.

PACHECO, E. C. F.; CARAÇA, E. B. Fonoaudiologia escolar. In: FERREIRA, L. P. col. *Temas de fonoaudiologia*. São Paulo: Loyola, 1991, pp. 200-9.

ROCHA, A. C. L.; MACEDO, H. O. Que relação é esta: fonoaudiologia, escola e graduação? In: LAGROTTA, M. G. M.; CÉSAR, C. P. H. A. R. *A fonoaudiologia nas instituições*. São Paulo: Lovise, 1997, pp. 99-103.

ROSENTAL, R.; JACOBSON, L. Profecias auto-realizadoras na sala de aula: as expectativas dos professores como determinantes não intencionais da capacidade intelectual dos alunos. In: PATTO, M. H. S. (org.). *Introdução à psicologia escolar*. São Paulo: T. A. Queiróz, 1981. pp. 258-295.

SCAVAZZA, B. L. Um dia da caça, outro... In: FERREIRA, L. P. (org.) *O fonoaudiólogo e a escola*. São Paulo: Summus, 1991, pp. 119-30.

Capítulo 3

POSSIBILIDADES DE TRABALHO
NO ÂMBITO ESCOLAR-EDUCACIONAL
E NAS ALTERAÇÕES DA ESCRITA

Jaime Luiz Zorzi

A Lei 6.965 e a atuação do fonoaudiólogo

O fonoaudiólogo, diz a Lei 6.965, de 9 de dezembro de 1981, *é o profissional com graduação plena em Fonoaudiologia, que atua em pesquisa, prevenção, avaliação e terapia fonoaudiológicas na área da comunicação oral e escrita, voz e audição, bem como em aperfeiçoamento dos padrões de fala e da voz.* Como podemos observar, tal perfil profissional configura, com clareza, atividades e áreas de atuação que definem o campo do fazer fonoaudiológico.

No que diz respeito à atuação do fonoaudiólogo, quando acompanhamos sua história, vemos que, inicialmente, as maiores tendências foram no sentido da avaliação e da terapia fonoaudiológicas. Tal fato é compreensível porque nossa profissão surgiu em resposta a uma necessidade de atendimento a pessoas apresentando uma série de problemas ligados à comunicação humana, aos quais os profissionais de outras áreas não conseguiam dar as respostas necessárias. Para tanto, cursos de Fonoaudiologia começaram a surgir na década de 60 com o propósito de formar pessoas habilitadas para atender a tal demanda. Como poderia até mesmo ser previsto, ganha corpo, desta forma, a denominada Fonoaudiologia Clínica, com o atendimento a portadores de distúrbios da comunicação em ambulatórios ou outros serviços e, principalmente, em consultórios particulares. Temos, desse modo, esboçada a forte influência clínica em nosso perfil de atuação definindo os papéis complementares de terapeuta e paciente.

A ampliação do campo de atuação

A atuação em pesquisa e prevenção, embora estas duas atividades encabecem a definição do papel profissional do fonoaudiólogo, mostram-se como realidades que só mais recentemente têm conseguido certo crescimento e afirmação como possibilidades de trabalho. Obviamente, não estamos nos referindo a pessoas ou grupos que, de modo mais isolado, têm desenvolvido, há mais tempo, trabalhos nesse sentido. Estamos falando de atitudes ou tendências gerais, que dão o colorido principal de uma profissão.

As pesquisas nas áreas de atuação fonoaudiológica têm, atualmente, apresentado um crescimento significativo, o qual está dando condições para o surgimento e a consolidação da Fonoaudiologia como uma nova ciência. E o que é mais importante, a prática clínica começa a se interligar com a pesquisa, o que a tem tornado, de fato, um fazer de caráter científico.

A prevenção, por sua vez, também começa a conquistar novos espaços, embora, em face da sua importância, pareça ainda ter uma atuação limitada. Como o próprio termo sugere, prevenir significa criar condições para que se evite o aparecimento de um problema. À medida que causas sejam conhecidas e possam ser controladas, determinadas patologias podem diminuir em termos de incidência ou mesmo serem eliminadas.

TENDÊNCIAS MAIS COMUNS E LIMITATIVAS DE ATUAÇÃO DO FONOAUDIÓLOGO EM TERMOS EDUCACIONAIS

Entretanto, essa não parece ser a noção que está por trás de certas intervenções consideradas de caráter preventivo, como acontece freqüentemente em ações ligadas ao trabalho fonoaudiológico nas escolas. Mais especificamente, estamos falando da chamada triagem fonoaudiológica, cuja função, em geral, mais do que prevenir problemas, é detectar possíveis alterações auditivas, de fala, linguagem ou de motricidade oral, já existentes em pré-escolares, principalmente naqueles que estão próximos da época de serem alfabetizados. Embora a argumentação seja no sentido de selecionar para prevenir problemas, essa ação está, na realidade, mais voltada para a detecção e o encaminhamento clínico de problemas já existentes. Podemos perguntar: o que está sendo prevenido? Isso não corresponde a uma real prevenção mas sim a uma intervenção que visa detectar e eliminar um problema já estabelecido. No máximo, estaremos amenizando seus possíveis desdobramentos. Temos, dessa forma, um desvio causado muito mais por uma visão clínica patológica da Fonoaudiologia do que uma atitude propriamente preventiva. Talvez essa possa ser uma das razões pelas quais a prevenção não tem encontrado um terreno mais fértil para poder se desenvolver.

Outra tendência da atividade do fonoaudiólogo no contexto escolar tem sido a de, trabalhando em instituições de ensino, avaliar crianças com queixa de algum distúrbio e propor atendimento dentro da própria escola. Devemos fazer uma distinção entre escolas especiais que se caracterizam como instituições voltadas para a educação e o atendimento clínico de pessoas com deficiências e escolas comuns, com objetivos unicamente pedagógicos. No primeiro caso, o atendimento fonoaudiológico faz parte da proposta escolar, assim como outros tipos de atendimento, uma vez que sua clientela está caracterizada como uma clientela com necessidades especiais. Quanto às escolas comuns, cujo objetivo é educar, vemos uma distorção de seus objetivos pedagógicos quando esta se propõe a uma atividade clínica. As escolas comuns têm como propósito educar e ensinar e não tratar. Convém ao profissional fonoaudiólogo, trabalhando em escolas, quando diagnostica problemas, ter a atitude de encaminhar o aluno para o atendimento fora do âmbito escolar. A opção pode ser a indicação de clínicas ou centros de atendimento que, embora possam vir a realizar um trabalho integrado com a escola, do ponto de vista das necessidades do paciente, não mantenha vínculos ou interesses comerciais com esta.

Uma proposta de trabalho mais rica e diversificada em termos de atuação educacional

Gostaria, por outro lado, além de apontar distorções que ocorrem em termos do que se considera prevenção, de propor uma ação fonoaudiológica que ultrapasse a noção de evitar problemas. Creio que podemos falar de uma visão desenvolvimentista, independentemente de estarmos pensando em patologias, quer no sentido de detectá-las e tratá-las, quer no sentido de evitá-las. Desenvolver, neste caso, significa criar condições favoráveis e eficazes para que as capacidades de cada um possam ser exploradas ao máximo, não no sentido de eliminar problemas, mas sim baseado na crença de que determinadas situações e experiências podem facilitar e incrementar o desenvolvimento e a aprendizagem.

Tal noção, a pretexto do tema deste artigo, encontra como palco favorável principalmente a situação escolar. Além de detectar, tratar e prevenir problemas, podemos também pensar a atuação do fonoaudiólogo em termos de desenvolver potencialidades, mesmo no caso de pessoas que não sejam consideradas patológicas ou em situação de risco. Isso significa que, mesmo aquelas crianças que já sejam hábeis em termos comunicativos, podem se beneficiar de programas que tenham por finalidade otimizar o desenvolvimento, partindo do princípio de que tais capacidades podem ser sempre melhoradas em função das condições criadas para seu uso. Dessa forma, a ação fonoaudiológica no âmbito educacional deixaria de centrar-se somente em aspectos patológicos, beneficiando aqueles que, em oposição ao patológico, consideramos normais. Em outras palavras, podemos pensar como os conhecimentos que o fonoaudiólogo tem a respeito de alguma de suas áreas de atuação – comunicação oral e escrita, voz, fala, audição – poderiam fazer parte de programas educacionais com o objetivo de promover desenvolvimento otimizado, indo além de sua atuação mais tradicional no sentido de diagnosticar, tratar e prevenir problemas.

Na realidade, sabemos que os problemas escolares não estão limitados àquelas pessoas que chegam até o fonoaudiólogo como portadoras de algum distúrbio. Temos visto que, infelizmente, têm se manifestado como uma situação geral, que inclui até mesmo os que apresentam boas condições de aprendizagem, uma dificuldade sensível no sentido de dominarem a leitura e de se tornarem capazes de uma expressão, de modo claro e coeso, via escrita. Ou seja, a educação não tem dado conta de preparar de forma adequada muitos daqueles alunos que têm condições favoráveis para aprender. Podemos nos perguntar por que tantas crianças afirmam não gostar de ler e de escrever, por que odeiam o português e tudo o que se refere à linguagem? Como tais situações têm sido apresentadas para elas de modo que cause tal efeito? Que funções tem tido a linguagem, além daquela acadêmica?

Além do mais, as condições de trabalho de um professor, aliadas ao esforço vocal que comumente é observado em seu dia-a-dia, criam um desgaste físico e psicológico que, certamente, compromete a qualidade de sua atuação. Acrescente-se a essas situações desfavoráveis o fato de que, raramente, o professor está preparado para realizar aulas ou apresentações aplicando recursos eficientes de comunicação. Aqui está mais uma área totalmente aberta para a atuação do fonoaudiólogo no sentido de otimizar também as condições de trabalho do próprio professor.

Creio que a Fonoaudiologia, aplicando seus conhecimentos sobre aquisição e desenvolvimento de linguagem, voz, fala, audição, técnicas de apresentação e controle ambiental de ruídos, poderia, em muito, contribuir para a modificação de tal quadro.

Podemos esboçar um conjunto de ações que estão no âmbito de atuação do fonoaudiólogo que teriam como objetivo promover a otimização do desenvolvimento e da aprendizagem:

COMUNICAÇÃO ORAL

- Instruir os professores no sentido do que é a linguagem oral e seu desenvolvimento e os objetivos de sua otimização numa situação escolar;

- Criação e planejamento de situações de uso da comunicação que sejam estimuladoras para o desenvolvimento da linguagem oral e de seus padrões de pronúncia;
- Criação de situações que possam levar a criança a pensar sobre a linguagem que ela usa, desenvolvendo habilidades metalingüísticas;
- Desenvolver habilidades narrativas, como contar e recontar fatos e histórias.

Comunicação Escrita

- Instruir os professores no sentido do que é a linguagem escrita e o seu desenvolvimento e os objetivos de sua otimização numa situação escolar;
- Criação e planejamento de situações de uso da leitura e da escrita de modo que evidencie todas as suas funções sociais;
- Criação e planejamento de situações que possam evidenciar o que é a ortografia, quais suas relações com a fala e o porquê dos erros que ocorrem no aprendizado;
- Planejar situações que sirvam de padrão ou modelo para que a criança tenha parâmetros de como pessoas maduras em termos de ler e escrever desempenham tais atividades;
- Selecionar a literatura que será oferecida às crianças, levando em consideração aspectos pragmáticos, gramaticais e semânticos do texto;

- Planejar e desenvolver situações que levem a uma real busca de compreensão de textos e a uma atitude reflexiva;
- Planejar e desenvolver situações que levem ao desenvolvimento de habilidades narrativas.

Audição e controle ambiental de ruídos

- Criar programa de controle sistemático da saúde auditiva dos alunos;
- Orientar sobre as condições favoráveis que um ambiente deve ter para que processos de atenção, de audição e de manutenção de interesse possam ser otimizados;
- Orientar sobre quais são as atitudes comunicativas que podem facilitar o processo de audição;
- Orientar sobre estratégias de apresentação-oratória e de recursos que podem ser usados para garantir uma situação de recepção auditiva favorável;
- Criar condições gerais para garantir um maior controle de ruídos em geral.

Voz

- Orientar sobre o uso adequado da voz e criar situações que evitem o abuso vocal, quer por parte dos alunos, quer por parte dos professores;
- Desenvolver programa de treinamento vocal para professores, assim como técnicas de apresentação.

A COMPETÊNCIA DO FONOAUDIÓLOGO PARA TRABALHAR COM PROBLEMAS DA ESCRITA

Em termos da aprendizagem da leitura e da escrita, tem sido possível observar que, por parte das escolas, uma das principais razões para encaminhamento de crianças tem sido as dificuldades ortográficas, genericamente chamadas de "trocas de letras". Tomando este fato como ilustrativo da discussão que se seguirá, verifica-se que, em geral, tais encaminhamentos são realizados a partir de critérios da própria escola que pode optar por um profissional da fonoaudiologia, psicopedagogia e assim por diante. Em geral, parece que predominam os encaminhamentos para psicopedagogos e, até mesmo, professores particulares, como se eles estivessem mais afeitos a tal tipo de atendimento. Tal procedimento reflete uma visão de que, em geral, problemas relativos à aprendizagem da leitura e da escrita encaixam-se melhor no perfil de outros profissionais, que não os fonoaudiólogos, embora estes sejam os especialistas em distúrbios da comunicação, oral e escrita.

Por sua vez existe, por parte dos fonoaudiólogos, uma queixa no sentido de que, com muita freqüência, outros profissionais (incluindo os orientadores educacionais) não conhecem bem o perfil de atuação do fonoaudiólogo e suas possibilidades de trabalho diante dos problemas da linguagem escrita, o que acaba por limitar os encaminhamentos. Em razão destes fatos, órgãos representativos da Fonoaudiologia têm sido cobrados no sentido de que deveriam fazer esclarecimentos, como se esta fosse a única forma de resolver tal tipo de problema. Entretanto, acima de tudo, devemos pensar no papel que cada fonoaudiólogo desempenha na formação de seu perfil profissional. Em outras palavras, é a atuação de cada um de nós, dentro dos parâmetros legalmente definidos de nossa profissão, que vai gerar uma imagem pública, isto é, que criará, para os outros, a impressão daquilo que somos e daquilo que podemos ou não fazer. Nossa ação define nossa competência.

Dentro do contexto da atuação fonoaudiológica diante das dificuldades de aprendizado da língua escrita, temos observado, ao longo do tempo, que o próprio fonoaudiólogo, muitas vezes, não tem claro, para si mesmo, suas reais possibilidades de trabalho. Surgem dúvidas no sentido de que tais problemas dizem respeito ao campo de atuação de caráter pedagógico ou psicopedagógico, que ao trabalhar com problemas de escrita o fonoaudiólogo estaria confundindo seu fazer com a atividade tipicamente de professor. Ora, se nós mesmos temos dúvidas a respeito de nosso perfil, de nossas possibilidades de ação, como podemos criticar as imagens distorcidas que outros possam vir a ter da Fonoaudiologia?

Os argumentos que aqui serão expostos para discutir esta temática caminharão em duas direções distintas e, ao mesmo tempo, complementares: por um lado, a questão da competência legal e, por outro, a questão da competência técnico-científica.

A COMPETÊNCIA DO PONTO DE VISTA LEGAL

Vale a pena retomar os parâmetros legais que definem nossa profissão: O fonoaudiólogo, de acordo com a Lei 6.965, de 9 de dezembro de 1981, *é o profissional com graduação plena em Fonoaudiologia, que atua em pesquisa, prevenção, avaliação e terapia fonoaudiológicas na área da comunicação oral e escrita, voz e audição, bem como em aperfeiçoamento dos padrões de fala e da voz.* Como pode ser visto, tal perfil profissional configura, claramente, as atividades e áreas de atuação que definem o campo do fazer fonoaudiológico.

As alterações da linguagem escrita estão no campo da comunicação escrita, sendo essa uma das áreas, por excelência, de atuação do fonoaudiólogo no sentido da "pesquisa, prevenção, avaliação e terapia". O fonoaudiólogo é o único profissional reconhecido e legalmente habilitado para trabalhar com distúrbios da linguagem.

A COMPETÊNCIA DO PONTO DE VISTA TÉCNICO-CIENTÍFICO

Aprender a ler e escrever não se restringe a uma técnica de ensino mas sim à aquisição de uma nova modalidade de linguagem. Estão em jogo habilidades e conhecimentos lingüísticos que vão desde o domínio da linguagem oral até as novas aprendizagens típicas da língua escrita. Isto quer dizer que o desenvolvimento da leitura e da escrita vai muito além de habilidades perceptivas, como a percepção visual e auditiva, implicando conceitos de natureza metalingüística, ou seja, conhecimentos a respeito da própria língua. Numa visão atual, a leitura e a escrita são concebidas como processos eminentemente lingüísticos, assim como uma série de distúrbios que possam dificultar tal desenvolvimento, como é o caso da dislexia.

Voltando à questão das chamadas "trocas de letras" (ou de modo mais apropriado, alterações ortográficas), tem sido comum observar uma forma generalizada de classificá-las em duas categorias amplas: trocas de origem auditiva e trocas de origem visual ou pedagógicas. Tal forma de dividir as alterações ortográficas é comumente encontrada, inclusive entre os fonoaudiólogos. Desta visão deriva um conceito de que as trocas de origem auditiva devem ser tratadas a partir de uma estimulação da percepção auditiva, enquanto as trocas visuais ou pedagógicas deveriam ser corrigidas a partir de estimulação da percepção visual e do ensino de regras pedagógicas.

Desta divisão entre auditivo e visual/pedagógico também se desdobra a idéia curiosa de quem deve tratar o que: se o problema é de natureza auditiva, o fonoaudiólogo é o profissional indicado enquanto, se o problema é de natureza visual/pedagógica, outros profissionais parecem ser mais adequados. Entretanto, tal noção bastante comum, até mesmo entre fonoaudiólogos, necessita ser mais bem explicitada e se adequar aos conhecimentos que se tem, na atualidade, acerca do processo de aprendizado da escrita.

Vale a pena esclarecer que as escritas de natureza alfabética, como é o caso da escrita da língua portuguesa, caracterizam-se por uma série de relações entre os sons da fala e as letras empregadas para representá-los. Em razão de tal natureza que envolve, ao mesmo tempo, ligações entre fonemas e letras, fica muito difícil falar em processos visuais por um lado e auditivos, por outro. A escrita implica, ao mesmo tempo, relações auditivas e visuais que não se restringem a habilidades perceptivas como memória e discriminação. Para aprender a ler e a escrever, as crianças necessitam chegar à noção de fonema, o que implica uma capacidade para analisar os sons da fala em suas unidades constituintes (consciência fonológica); implica chegar à noção de letra como símbolo gráfico que representa os sons; requer o estabelecimento de correspondências entre letras e sons, que podem ser estáveis quando um som é representado por uma única letra ou por meio de representações múltiplas, nos casos em que um mesmo som pode ser escrito por várias letras ou, inversamente, uma mesma letra pode representar vários sons. Aprender a escrita também implica identificar, na fala, a seqüência dos fonemas e a posição de cada um, as quais vão determinar a posição das letras dentro das palavras escritas. Aprender a escrever também significa compreender como as sílabas se compõem, que características entonacionais elas apresentam. Implica também entender as variações fundamentais que existem entre os modos de falar (a pronúncia das palavras) e os modos de escrever, o que corresponde à influência da oralidade sobre os padrões de escrita. Estas são capacidades de caráter lingüístico que estão na base do aprendizado da escrita e que, se não se desenvolverem, vão causar uma série de alterações de ordem ortográfica, que vão muito além de questões de ordem perceptiva visual ou auditiva.

Em síntese, mesmo limitando a discussão da escrita ao aspecto ortográfico, vemos que tal área (que causa muitas dúvidas no fonoaudiólogo em termos de sua possibilidade de atuação) é de natureza fundamentalmente lingüística, implicando processos de aprendizado de uma nova língua, com relações estreitas com a oralidade e com conhecimentos de ordem metalingüística. Reforçando, estas são áreas, por excelência, de atuação do fonoaudiólogo. Para finalizar, estenderia esta afirmação para as situações nas quais estamos pensando em estimular o desenvolvimento das crianças de uma forma geral, assim como, e especialmente, para as situações em que processos patológicos possam estar afetando tal desenvolvimento.

Como foi anteriormente enfatizado, nossa competência é definida pela nossa ação. Nesse sentido, o objetivo deste capítulo foi o de analisar questões relativas à atuação do profissional fonoaudiólogo, tendo em vista valorizar tal atuação e ampliar, ou mesmo consolidar, com segurança e dentro de prerrogativas legais, nosso campo de trabalho. Certamente, novas questões serão levantadas e esperamos poder criar um espaço para que elas apareçam e possam ser discutidas.

Capítulo 4

A IMPORTÂNCIA DA INTERAÇÃO ENTRE O FONOAUDIÓLOGO E A ESCOLA NO ATENDIMENTO CLÍNICO

Thais Helena Figueiredo Pellicciotti
Carmen Sílvia Cretella Micheletti

Uma das áreas em que o fonoaudiólogo pode encontrar amplo campo para desenvolver seu trabalho é a que envolve questões relativas à aprendizagem. Isto porque sua formação requer conhecimentos não só do desenvolvimento infantil em suas diversas áreas (linguagem, emocional, cognitivo, psicomotor, motricidade oral) como também das inabilidades, dificuldades e patologias que interferem sobretudo na Comunicação. Sabemos da importância da Comunicação na vida de qualquer pessoa, entendendo-se aqui o domínio da linguagem em todas as suas esferas e o quanto qualquer alteração interfere na sociabilidade, no emocional e sobretudo na aprendizagem.

Neste capítulo procuramos focar a relação do fonoaudiólogo com as escolas e suas implicações, assim estaremos direcionando o olhar sobre crianças e jovens que apresentem algum grau de comprometimento na comunicação oral e/ou escrita e que estejam insertos em um contexto escolar. Consideramos aqui indivíduos numa ampla faixa etária, desde crianças bem pequenas (de 2 a 3 anos de idade) até jovens adultos (19 a 23 anos aproximadamente), e que freqüentem desde a pré-escola até a universidade ou curso profissionalizante. Para facilitarmos a exposição, no entanto, usaremos o termo *criança* genericamente, quando nos referirmos a estes indivíduos.

Nossa visão sobre o desenvolvimento da criança considera o indivíduo por inteiro em sua constituição, com associação indissolúvel das áreas orgânica, emocional, cognitiva, linguagem, familiar e social, as quais interagem ininterruptamente. Assim, a criança é vista sempre como um ser global e ativo, inserto em diferentes contextos (família, escola, sociedade) onde estabelece uma dialética relacional e que reflete todas as suas ações.

Com este enfoque, não basta a abrangente formação do fonoaudiólogo, como torna-se obrigatória não só a competência profissional no atendimento, como também é essencial a interação com a família, a escola e outros profissionais envolvidos.

Procuramos ser o mais genéricas possível, pensando em diferentes contextos escolares e realidades sociais, porém seremos parciais em algumas postulações, já que nossa realidade e experiência em clínica fonoaudiológica corresponde à da capital de São Paulo. É possível que profissionais professores, fonoaudiólogos, pedagogos, psicólogos, enfim, todos que trabalham em contexto educacional, em diferentes regiões do Brasil, não tenham os mesmos recursos e as escolhas e lidem com realidades diferentes, porém poderão se beneficiar de uma visão global como a que pretendemos apresentar, que os leve a uma reflexão e talvez a um novo posicionamento em suas práticas quando tratarem de suas relações com as escolas.

As questões das dificuldades na aprendizagem da Comunicação Oral e Escrita, em geral, embasam-se em estratégias incompetentes da criança, e/ou de sua família, e/ou da escola, para suprir suas áreas de fragilidade – que todos nós temos – acabando por eclodir sobre a criança, em função de suas eventuais inabilidades, dificuldades e patologias, temporárias ou não, em aspectos que são fundamentais para o desenvolvimento, tais como: linguagem, cognição, percepção, aspectos psicomotores e da motricidade oral e aspectos psicológicos, familiares e sociais.

Evidentemente, dentro destas considerações, temos que levar em conta as diferenças individuais, sejam elas referentes ao maior ou menor grau de comprometimento com predominância de áreas organicamente afetadas ou seriamente comprometidas, por exemplo alguns casos de deficiência auditiva, mental, paralisias cerebrais, visão subnormal, afasias, psicoses etc. ou comprometimentos predominantes em áreas da linguagem, cognitiva, afetiva-emocional, pedagógica e social. De qualquer forma, nosso objetivo é possibilitar ao indivíduo o máximo de experiências significativas que o levem a criar um conhecimento sobre seus próprios recursos, generalizando-os, de modo que se torne mais competente.

São vários os caminhos possíveis para uma criança e sua família chegarem ao fonoaudiólogo. As idades podem ser as mais variadas e as famílias ou a própria criança apresentarem expectativas diversas no momento de procurar o profissional.

As crianças pequenas normalmente são encaminhadas por outros profissionais e em alguns casos também pelas escolas. No entanto, as crianças mais velhas e os adolescentes muito freqüentemente são encaminhados pelas escolas.

As escolas representam um local privilegiado de precoce observação e identificação de crianças que mostram algum comprometimento em sua aprendizagem ou sociabilidade. Geralmente é na escola que as dificuldades se evidenciam e os problemas eclodem. Por isso mesmo, algumas escolas possuem, e outras deveriam se preocupar em ter, um sistema eficiente de identificação destas crianças e jovens, para encaminhá-las o mais precocemente possível, prevenindo ou amenizando um quadro que se esboça, favorecendo assim uma intervenção antes que se instale a idéia, na criança e em seu contexto, de ser um fracassado escolar e se configure uma situação mais difícil de reverter.

Ao recebermos a criança e sua família, vamos buscar dentro de um processo diagnóstico a história de aprendizagem deste indivíduo sob diferentes pontos de vista: família, escola, outros profissionais e dele próprio. Buscamos a identificação sobretudo de seus "saberes" e também de seus "não saberes"; os porquês e o como ele lida com a sua realidade e como é visto nos diferentes contextos a que pertence. E ainda como estes contextos estão percebendo a realidade desta criança.

Nesse momento já se estabelece um primeiro vínculo com a criança, sem o qual não será possível prosseguir o trabalho. Será baseado nesse vínculo, que a criança precisa estabelecer também com a escola, que estes indivíduos construirão ou reconstruirão sua relação com a aprendizagem.

Tendo em vista a relevância para o desenvolvimento do trabalho do fonoaudiólogo, o forte estabelecimento deste vínculo e a indiscutível inter-relação do indivíduo com seu contexto, faz parte essencial do trabalho encontros sistemáticos com a família e evidentemente com a escola.

Antes de mais nada é preciso ficar claro que a função do fonoaudiólogo não pode se confundir com a função da escola e vice-versa.

A escola, da maneira como a concebemos em nossa cultura, tem um caráter eminentemente pedagógico, sendo o principal veículo transmissor de cultura e desempenha uma função social fundamental, enquanto a fonoaudiologia para cumprir sua função de inserção mais harmônica do e para o próprio indivíduo na sociedade tem um caráter preventivo, educativo e reeducativo. Portanto, as diferenças não são as pessoas a quem se destinam tais recursos, nem os objetivos finais que se pretende atingir, e sim os contextos e procedimentos é que se diferenciam.

É evidente que tanto a escola como o fonoaudiólogo visam o desenvolvimento pleno daquelas crianças, porém nem sempre as metas imediatas que se pretende atingir são as mesmas. Muitas vezes o que a escola estabelece como metas para serem atingidas em determinada série refletem uma média a qual nem sempre é possível atingir por estas crianças neste momento. É nesse contexto que muitas vezes a família e a escola recorrem aos profissionais para identificar as causas do insucesso em atingir as metas propostas. A partir de então, feito o diagnóstico fonoaudiológico que envolve todos os aspectos descritos anteriormente, será possível estabelecer as possibilidades e áreas de competência mais propícias neste momento de serem exploradas e estimuladas para o melhor desenvolvimento daquele indivíduo.

O início do processo de interação com a escola é a busca da linha mestra, da orientação básica e do posicionamento com relação ao que é aprendizagem, como se aprende, ou seja, como é pensada a realidade educacional.

Buscamos também perceber a convergência entre o discurso e as ações, e muitas vezes essa tarefa não será simples e poderá levar tempo. Porém poderemos, de início, analisar as propostas da escola, as observações feitas aos pais e a nós no que se refere a: filosofia da escola, métodos de ensino, currículo, mais aberto ou fechado, critérios de avaliação, número de alunos por classe, propostas de trabalho dentro da escola, espaço e ambiente físico, formação de professores, trabalho da orientação com os professores, materiais e recursos pedagógicos utilizados, cursos, reuniões, nível socioeconômico, distância etc.

Na maioria das escolas o contato mais próximo é feito com o orientador ou coordenador de séries ou áreas e em certas escolas com os próprios professores, ou até mesmo com ambos.

Essa análise da escola implica um grande número de variáveis como foi descrito, e deve levar em conta sobretudo a expectativa da família, da própria criança e as reais condições que a escola oferece para não só acolher como também se comprometer na ajuda da criança.

Genericamente podemos pensar em escolas que se caracterizam por seguir modelos ou orientações diversas. Há aquelas que se caracterizam por seguir uma orientação mais tradicional de atuação, que seriam escolas normalmente com modelos educacionais, éticos e de conduta mais fechados, e que têm uma preocupação maior com o desenvolvimento do conteúdo programático e critérios rígidos de avaliação. E as escolas mais abertas, que se propõem a serem mais democráticas, onde também há, como aliás é imprescindível, modelos educacionais, éticos e de conduta estabelecidos, currículo organizado, porém em que há maior flexibilidade, e critérios menos rígidos de avaliação e que em função disso permitem, mais freqüentemente, o diálogo adaptador com os profissionais e a família.

Os métodos de alfabetização são outro aspecto a ser considerado. Eles têm certo grau de importância em se tratando de crianças pré-escolares, ainda que em nossa experiência, contrariamente ao que habitualmente é colocado, tenham uma importância relativa.

Toda a aprendizagem da leitura/escrita exige objetivo do aprendiz no conhecimento do mundo, no apropriar-se do conhecimento, além de habilidades cognitivas e perceptivas, maturidade emocional e social. Tudo isso independe dos métodos de alfabetização. A criança, em geral, aprende a leitura/escrita independentemente do método, ainda que alguns sejam considerados melhores que outros, pois o processo envolvido é o mesmo e o problema a ser resolvido também o é – aprender.

Os métodos tradicionalmente são classificados em sintéticos e analíticos.

Os sintéticos, que partem da letra para a sílaba, desta para a palavra, e desta para a oração, são: alfabético, fonético e silábico.

Os analíticos partem da estrutura gramatical completa, para posteriormente levar a discriminar as unidades, partindo de uma análise global do texto, da sentença, ou da palavra.

Como a própria denominação indica, os métodos sintéticos exigem maior domínio dos processos auditivos e uma maior capacidade de síntese e os analíticos exigem um maior domínio dos processos visuais e maior capacidade de análise. Porém, na prática, os processos de análise/síntese, de percepção visual e auditiva caminham indissoluvelmente juntos.

Atualmente, a grande maioria das escolas em São Paulo, se não adotou, ao menos leva em conta uma visão construtivista a respeito das aquisições de leitura/escrita pela criança, a partir dos estudos de Emilia Ferreiro e Ana Teberosky. Embora nem sempre na prática as escolas tenham incorporado de fato as novas atitudes pedagógicas trazidas pela psicologia genética, o que percebemos é que várias escolas fizeram um movimento de aproximação entre o que pretendem ensinar e o que as crianças conseguem e querem aprender. Objetivando tornar a aprendizagem mais significativa, não consideram apenas a codificação e decodificação, mas levam em conta a análise dos diferentes tipos de discurso, resgatando a função social da escrita, dando assim mais condições para que construam seu próprio aprendizado. Até por isso, tal modelo escolar permite e busca um enfoque fortemente voltado para o desenvolvimento das atitudes, tais como: responsabilidade, respeito, limites, e outras tantas, o que é fundamental, ou seja, um currículo escolar deve focar o desenvolvimento de atitudes e não só o conteúdo.

As escolas insertas nessa visão têm se mostrado mais eficientes e disponíveis para as crianças que não obtêm êxito dentro dos parâmetros solicitados por escolas que têm outra visão.

Por outro lado, esta atitude requer alguns cuidados, pois também tem conduzido muitas vezes a certa condescendência das escolas diante de certos sinais que precocemente denotam vulnerabilidade em algumas áreas do desenvolvimento. Tais sinais podem ser percebidos em diferentes áreas como: linguagem oral (pouco clara e eficiente, com alterações fonológicas e/ou motoras), ritmo, atenção/concentração (lentidão ou agitação extremas e dispersão constantes), aspectos perceptivos e/ou psicomotores, aspectos cognitivos, atitude perante ao aprendizado (desinteresse persistente), além dos aspectos de sociabilidade e afetivo-emocional.

No entanto, tendo-se em vista a complexidade do quadro das dificuldades de aprendizagem, e suas diferentes caracterizações, não é incomum que escolas de orientação mais tradicional, por serem mais normativas e dirigidas, apresentem melhores condições para o desenvolvimento de certas crianças, tais como as mais desorganizadas, ou as mais lentas e imaturas cognitivamente, ou as com dificuldades para aceitar limites, por exemplo. De qualquer modo, não são recomendáveis generalizações.

Voltamos a enfatizar que cada criança tem suas necessidades e particularidades que devem ser consideradas no momento da escolha da escola.

A partir desses dados e levando-se em consideração o diagnóstico, as entrevistas com os pais e a escola, poderemos procurar orientar sobre as vantagens e as desvantagens de determinada criança ser aluno ou não de determinada escola, neste dado momento.

É preciso reafirmarmos que não há escolas boas ou más simplesmente em função de seu posicionamento filosófico ou método de ensino. Não existem escolas perfeitas nem escolhas perfeitas, porém, levando em conta todos esses critérios, as escolhas tendem a ser mais adequadas.

Não é tarefa simples indicar ou sugerir escolas, bem como mudança de escola. Tem se mostrado mais eficiente e adequado a inserção de crianças com dificuldades de aprendizagem em escolas comuns, sempre que possível, mesmo porque estas dificuldades tendem a ser superadas com atendimento adequado.

O ponto crucial para se pensar na escolha é a questão da flexibilidade. Fique claro que flexibilidade não tem absolutamente nenhuma relação com desorganização, baixa expectativa com relação a limites, aspectos éticos e até mesmo modelos pedagógicos. Todos esses fatores são fundamentais para crianças em desenvolvimento e mais ainda para as crianças em questão, já que com freqüência, pelas próprias dificuldades, apresentam inadequações nessas áreas.

Contrariamente, muitas escolas ainda hoje focam o indivíduo que não aprende e elas não conseguem estabelecer sua co-responsabilidade no processo e certamente não são benéficas a estas crianças.

Apesar de todas essas considerações serem importantes e das discussões e sugestões que façamos, são os pais que tomam a decisão final a respeito da escolha da escola para seus filhos.

Durante o trabalho terapêutico, estaremos fortalecendo a relação com a escola, mediante contatos freqüentes nos quais discutimos os dados de evolução da criança, as dificuldades que permeiam o trabalho e os progressos apresentados na clínica e na escola.

Os temas básicos nesse diálogo com a escola abrangem questões referentes às áreas pedagógica, emocional e social.

Esses encontros são mais produtivos quando conseguimos ter um interlocutor que compreenda o conceito de modalidades de aprendizagem, ou seja, a forma individual do aprender. A compreensão de que estas crianças, quanto mais velhas, mais tendem a estar impregnadas em suas condutas por sentimentos de baixa auto-estima, de fracasso e inadequação, que transparecem em comportamentos os mais diversos, desde a falta de limites, desorganização e agitação e até, por vezes, total apatia ou indiferença. É preciso ter sempre em mente que o sucesso acadêmico favorece a auto-estima.

Na maioria das vezes, as crianças que apresentam algumas das características descritas não estão preparadas para cumprir o programa escolar.

Em função desses dados, muitas vezes o trabalho consiste no retrocesso a etapas anteriores ou enfatizar um ou outro aspecto do desenvolvimento. Isto nem sempre coincide com a expectativa da escola. Ter essa compreensão implica uma mudança da atitude da escola e uma revisão das condutas até então adotadas, no caso das escolas que ainda não tivessem percebido essa necessidade. Isso não quer dizer que a escola deva abdicar de sua proposta, oferecer facilitação ou mesmo alterar qualquer critério pedagógico. Ao contrário, propomos que a escola, com seus professores e orientadores, desenvolva um trabalho com o aluno, que o conscientize, o inclua no cumprimento dos programas e não o marginalize, estigmatize ou exclua, como algumas vezes se verifica. Ele deve saber com clareza que ainda não atingiu os objetivos e quais esforços deve empreender para atingir a próxima etapa. Isto será conseguido mais facilmente se a escola criar situações que desenvolvam o assumir compromissos e responsabilidades, não apenas diante dos conteúdos programáticos, mas de toda a sua atitude diante do aprender. A escola é um terreno fértil, pela heterogeneidade das pessoas que a freqüentam, e pela própria função que desempenha, para desenvolver atitudes e conceitos que se formam a partir da interação com o outro e que dizem respeito a: ética, lealdade, solidariedade, cidadania, respeito ao outro e às opiniões diversas, autonomia e colaboração e muitos outros.

Além da família, que é evidentemente a primeira a fornecer estes valores e modelos de conduta, os modelos fornecidos pelos adultos da escola e a forma como as questões são abordadas e discutidas são fundamentais para a formação de qualquer criança. O fonoaudiólogo também vai fornecer, dentro de seu contexto, um modelo adulto, consistente e continente, para as crianças com dificuldades.

Tendo falado tanto sobre as escolas, não poderíamos deixar de abordar a importância do papel do professor, que é a pessoa que de fato está mais próxima da criança, por meio do qual se estabelecem os primeiros vínculos com a aprendizagem, e que, como dissemos, oferece um modelo fundamental de posicionamento e atitudes pedagógicas e educacionais.

É o professor que, na realidade, vai ser o mediador da aprendizagem e, portanto, das condutas propostas para estas crianças. É ele que tem de se confrontar diariamente com as dificuldades inerentes à criança. Sendo este professor o profissional cuja opção foi a de ensinar, e especialmente se tem a visão de co-responsabilidade, nem sempre está preparado para as frustrações advindas da relação com esta criança que está "fracassando", e poderá ele próprio sentir-se tal como a criança, incompetente, desqualificado, "fracassado", gerando então sentimentos de incapacidade nas crianças. O professor que tem prazer em ensinar e em aprender, e vê seu papel positivamente, vai transmitir estes sentimentos para seus alunos e vai ter mais facilidade em aceitar as dificuldades.

Devemos buscar, ao interagir com esse professor, resgatar as perspectivas de desenvolvimento do aluno, mostrando que certas condutas são temporárias e promover uma visão mais positiva sobre a criança, valorizando seu trabalho.

Compete a nós, profissionais que nos preparamos e temos por objetivo o trabalho com crianças que tenham dificuldades, e que por dever profissional temos maior resistência às frustrações advindas do trabalho, maior segurança ao lidarmos com patologias e temos como meta transmitir a esta criança a confiança que temos em seu potencial de desenvolvimento, passarmos uma visão realisticamente positiva para a escola. Assim, buscaremos minimizar os percalços no decorrer da evolução do trabalho com a criança, reassegurando a importância do professor como a pessoa que promove e estimula a aprendizagem. Esta visão positiva faz parte do nosso olhar.

Nós, fonoaudiólogos, temos também o papel de apontar às escolas os sinais de alerta denotados pelas crianças, indicadores de que algo não vai bem e também discutir e fornecer os dados que julgarmos relevantes a respeito de outras características da criança ou da família, que mesmo não sendo diretamente ligadas ao desempenho pedagógico, possam facilitar a compreensão por parte da escola, de uma visão mais ampla sobre a criança. Da mesma forma, devemos ser criteriosos e cautelosos ao discutir dados e informações que não sejam relevantes ou não acrescentem nada de positivo ou até mesmo dados que possam levar a uma cristalização da visão sobre a criança.

As sugestões que com mais ênfase fazemos aos professores são referentes a desenvolver, como já dissemos, atitudes positivas diante da aprendizagem, tais como: estimulação à realização de esforços e levar a criança a perceber o quanto ela própria se gratifica com os resultados obtidos; busca de maior autonomia e iniciativa; canalizar a atenção por tempo cada vez maior; estimular o desenvolvimento e a participação em projetos que envolvam a criança, individuais e em grupo; estimular a criança a fazer perguntas e não só a dar respostas, e outras. O professor poderá também: sugerir jogos de classe que desenvolvam aspectos benéficos para todos; fazer modificações físicas no ambiente e na disposição dos alunos na sala; ter uma atenção voltada para essa criança em determinadas situações, como para garantir que as instruções dadas foram compreendidas, e tantas outras.

Além de todas as variáveis significativas apontadas por nós, atualmente verificamos um agravante que diz respeito ao acúmulo e à rapidez com que as informações se processam no mundo, em função do avanço das ciências. Isto exige, mais do que nunca, que as escolas preocupem-se sobretudo em ensinar o aluno a aprender. A criança precisa saber onde e como buscar os dados para produzir conhecimento. E a criança com algum déficit de aprendizagem, mais do que qualquer outra, tem de descobrir em si própria quais os recursos que pode mobilizar e motivar-se para ir em busca do conhecimento.

Por tudo que foi exposto, fica claro que temos por objetivo final e como condição básica para desenvolvermos nosso trabalho a *coesão* entre a criança, a família, a escola e o fonoaudiólogo, coesão esta que representaremos aqui mediante um quadrilátero

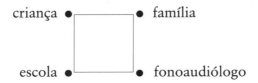

onde todos se inter-relacionam, buscam e renovam constantemente a motivação, a confiança e a eficiência.

Concluímos, então, esperando ter transmitido que acreditamos na possibilidade de ajuda eficiente às crianças que apresentem dificuldades de aprendizagem da Comunicação Oral e Escrita.

A criança: vista como uma pessoa absolutamente particular na sua estrutura orgânica, cognitiva, de linguagem, afetiva/emocional, familiar, social, o que a levará a características totalmente particulares nas estratégias para o aprender.

A família: vista como um sistema que tem suas particularidades específicas diante do como, porquê e o que aprender e que molda, a partir dos vínculos afetivos que estabelece com a criança, o conceito de aprendizagem. E é muito freqüente que, além das expectativas familiares quanto às possibilidades e aos papéis a serem desempenhados por seus membros, o que em si já tem um enorme peso sobre a criança, a família imponha ou influencie o caminho profissional, o cognitivo sobre o mundo e induza o modo de a criança olhar o aprender.

A criança normalmente vem desequilibrar estas premissas e também gera frustrações e sensações de incompetência se não consegue ou não pode suprir as expectativas esperadas pela família.

A escola: como foi dito, vista como local privilegiado de observação e de eclosão das dificuldades de aprendizagem, onde por isso recaem mais visivelmente os sentimentos de não-competência.

Assim, esta criança gera com freqüência a sensação de planos não cumpridos, de frustrações, de decepções e de pouca competência sobre os anseios familiares e escolares nela depositados. Sem dúvida, ela, por suas dificuldades inerentes, é um membro fragilizado e receptivo a estas decepções. E num processo freqüentemente observado, ao receber esta carga vinda destes contextos, a criança reforça suas fragilidades, reagindo de modo particular e negativo sobre a aprendizagem, o que, além de agravar o problema, cria um circuito que se retroalimenta, e que precisa ser interrompido.

O fonoaudiólogo tem, inerente ao seu papel, a busca de interação com a criança, família e escola, sempre com uma visão real e positiva sobre a criança e sobre o somatório de expectativas não cumpridas e de descrédito sobre ela.

Podemos então retomar a coesão obrigatória já exposta pela imagem do quadrilátero, coesão esta que possibilita tornar o indivíduo alguém que superou dificuldades e que encontrou um caminho onde não se sente limitado, apesar das limitações muitas vezes irreversíveis. É só assim que poderemos conduzir ao "querer aprender a aprender" e ao "poder aprender a aprender".

Assumir isso significa ter por meta que este indivíduo exprima e concretize suas possibilidades pessoais, tendo para isso, aliás, como qualquer um de nós, de aceitar seus limites e tolerar frustrações para construir uma vida em que se sinta competente e útil.

Capítulo 5

A VOZ DO PROFESSOR: UMA PROPOSTA DE PROMOÇÃO DE SAÚDE VOCAL

Léslie Piccolotto Ferreira

Os primórdios da Fonoaudiologia (considerando como marco a década de 60, quando surgem os primeiros cursos de formação) foram marcados pelo atendimento clínico e individualizado a diversos sujeitos. Sem dúvida nenhuma os professores, de diferentes níveis e áreas, foram os que em maior número estiveram presentes desde essa época.

Naquele momento é importante destacar que esses sujeitos não eram vistos de forma categorizada, quanto ao uso da voz em contexto profissional. Nossa atenção estava centrada no distúrbio vocal. A impressão que se tem hoje, com um olhar mais distanciado daquele momento, é que para nós, o culpado pela alteração vocal era apenas o próprio sujeito, ou seja, porque ele gritou, falou muito, fumou ou tenha infringido qualquer outro dos chamados hábitos vocais adequados, estava ali na nossa frente, em busca de uma solução.

Nas décadas seguintes, timidamente, o fonoaudiólogo deu início a ações mais coletivas, com o objetivo de promover o que chamaríamos de saúde fonoaudiológica. Os nossos primeiros passos, para além dos muros da clínica, se deram levando para as escolas um misto de palestras aos pais explicando o que vem a ser um desenvolvimento adequado em termos de linguagem, havendo em seguida uma proposta de triagem nas crianças (as de pré-escolas foram as mais privilegiadas), e por último um atendimento clínico às crianças que necessitassem, na maioria das vezes realizado na própria escola. Em meio a esse trabalho, fonoaudiólogos e professores se aproximaram mais.

Nessa época (fim da década de 70 em diante), palestras sobre cuidados com a voz começaram a ser dadas, embora sem que tivéssemos ainda a clareza de como esse professor fazia uso de sua voz em contexto profissional.

Da parte dos professores parecia haver também uma falta de conhecimento sobre a necessidade de um trabalho com sua voz, quer no aspecto preventivo, quer na necessidade de uma voz mais adequada para o exercício da docência.

Alguns dirão: mas se já foi dito que o professor é aquele que há mais tempo procura o fonoaudiólogo, como dizer agora que ele não tem conhecimento da importância de sua voz no contexto profissional? Acontece que se formos comparar o número de professores existentes em nosso país (apenas no município de São Paulo são aproximadamente 30 mil...) com o de cantores, locutores de rádio ou televisão, atores, certamente ele será sempre maior... (talvez um profissional que possa estar mais próximo a esse número em alguns anos seja o operador de *telemarketing*). Dessa forma, proporcionalmente, o número sempre será maior, e poderíamos dizer que apenas uma minoria nos procura...

A impressão que se tem, até pela facilidade de proximidade, é que o fonoaudiólogo é quem insiste nesse encontro, mais até do que o próprio professor. Não que o professor não tenha queixas vocais, fato confirmado em muitas pesquisas feitas em diferentes locais (Baptista e Ferreira, Lopes e Ferreira,

Dragone, Dias Gomes *et al.*, Andrade, Oliveira, Fernandes, Pordeus *et al.*, Scalco *et al.*, Fabron e Omote, Thomé de Souza e Ferreira, Bacha *et al.*, Campos *et al.*, e Servilha, apenas para citar algumas pesquisas realizadas em nosso país), mas acontece que ele não se dá conta de que é possível fazer um trabalho para revertê-las, e mais, de que ao fazer isso pode melhorar a sua *performance* como docente.

Se pensarmos que para ser professor é preciso passar um conteúdo e que para isso precisamos conhecer estratégias de comunicação para "conquistar" o aluno, percebemos o quanto ainda os fonoaudiólogos podem auxiliar o professor. Mesmo porque entre os chamados profissionais da voz, o professor é aquele que mais precisa saber como fazer uso dessas estratégias, porque ao contrário dos interlocutores de outros profissionais, que fazem opção para ouvi-los (quem vai assistir a uma peça de teatro, ou mesmo quem sintoniza o *dial* de uma rádio ou emissora de televisão, fez opção de querer ouvir aquele determinado profissional da voz), na maioria das vezes, nos dias de hoje, o professor necessita ainda fazer com que o interlocutor num primeiro momento o ouça...

Quando se debruça sobre a literatura que fala sobre professor, a maioria apresenta como problemas vocais mais freqüentes as chamadas disfonias funcionais e orgânico-funcionais, fato este entendido quando se conhecem os fatores determinantes.

O primeiro aspecto a ser considerado é o fato de que a maioria dos professores é do sexo feminino, o que por si determina maior predisposição a problemas vocais.

Outro aspecto importante é o abuso vocal crônico uma vez que a maioria fala constantemente em intensidade mais aumentada, e conseqüentemente em altura mais agudizada, por problemas de ruídos externos (barulho nos corredores, salas ao lado, pátios, proximidade de avenidas etc.) ou mesmo internos (conversa dos alunos, ruído de ventiladores, projetores de *slides* ou retroprojetores etc.). Sem esquecer que esse uso acontece durante muitas horas ao dia (uma vez que a maioria leciona em pelo menos dois períodos).

As questões relacionadas ao fumo, álcool, às drogas, ou vestimentas inadequadas não estão presentes quando se relacionam os fatores etiológicos mais relevantes dessa categoria de profissionais.

O tempo de magistério parece ser um fator importante, uma vez que o uso contínuo e inadequado vai determinando problemas crônicos na maioria das vezes de rouquidão.

A maioria dos professores, como foi dito anteriormente, desconhece as suas condições de produção vocal, provavelmente por falta de informação no período de formação (nos cursos denominados de magistério, pedagogia ou licenciatura), e de assessoria na admissão profissional ou no decorrer de sua atuação profissional. Até outros aspectos parecem contribuir para essa não-preocupação, principalmente quando comparamos o professor a outros profissionais da voz: não se têm "modelos" ou não se tem uma "cultura" como acontece entre os locutores (a maioria menciona que se inspira em locutores famosos como Cid Moreira, ou Sérgio Chapellin) ou entre os atores (mesmo aqueles que não têm formação específica, falam da importância de se cuidar da voz, e às vezes usam determinado procedimento mencionado por um artista famoso).

Quando falamos em condições de produção vocal estamos nos referindo a todos os aspectos que contribuem para que um professor faça uso de uma voz diferente de outro. Essas diferenças podem ser orgânicas (estruturas anatômicas de tamanho, forma e massa diferentes, ou funcionamento diverso) ou psicossociais (interferência de fatores determinados na relação com o outro).

Até mesmo a série para qual o professor leciona pode determinar mudanças em seu comportamento vocal. Professores da pré-escola, por exemplo, fazem uso não somente de voz falada, mas também cantada e em intensidade alta, muitas vezes ao ar livre, em contexto de perigo com relação às crianças (alunos no escorregador, por exemplo). Por outro lado, um professor de curso de pós-graduação pode ter um número menor de alunos em classe, porém seu compromisso com a pesquisa, com a produção científica, dele e de seus alunos, pode determinar situações, embora diferentes da anteriormente citada, mas da mesma maneira estressante.

Várias são as subclassificações de professores. Além dos de pré-escolas citados, há os que estarão com alunos de 1ª a 4ª série e que, portanto, ficam com uma mesma classe maior número de horas por dia, e lecionando um maior número de disciplinas; os de 5ª a 8ª séries e os de Ensino Médio (antigo 2º Grau), que constantemente se revezam entre as classes, embora lecionem uma mesma disciplina. Além disso, estes últimos têm como interlocutores adolescentes que, por características próprias à idade, estão em constante atitude de enfrentamento com os mais velhos. Os de Ensino Superior podem ter pela frente interlocutores mais interessados, porém as classes grandes são fatores estressantes. Outros tipos são de cursos preparatórios (vestibular, supletivo, concurso etc.) com a missão de em pouco tempo (e, geralmente, o mais lúdico possível) passarem o máximo de conteúdo.

Algumas disciplinas podem também determinar um uso diferenciado de voz. Estamos falando das aulas de Educação Física, dadas em pátios abertos ou ginásios de esporte, que requerem maior projeção por parte do professor para ser entendido; ou as de Música quando o professor precisa cantar, muitas vezes de forma mais intensa do que a habitual, para "prender" a atenção dos alunos. Às vezes, um professor de disciplina básica (português, matemática etc.) pode desenvolver formas de chamar a atenção dos alunos que podem agredir o trato vocal. Certa vez atendi uma professora de Matemática que ao falar "vamos fazer o problema" usava um ataque brusco e uma voz intensa na última palavra que certamente contribuía para sua alteração vocal, até mesmo porque era uma expressão usada várias vezes durante o dia.

O número de alunos em classe e/ou o comportamento deles nesta também podem determinar dificuldades no uso vocal, assim como o tamanho da classe, as condições de acústica, limpeza entre outros aspectos. A localização da classe também é um aspecto a ser relevado para entender as condições de produção vocal dos professores, em função do ruído (anteriormente referido) e da umidade.

O relacionamento do professor não somente com seus alunos, mas com seus colegas e superiores também é aspecto importante para se conhecer.

No contexto familiar o estabelecimento de relações de afeto e a garantia de situações de lazer podem ser fatores que minimizem os problemas encontrados no contexto profissional.

Na verdade, na quase totalidade, o professor é um profissional idealista, porém sofredor.

As principais queixas comentadas nas pesquisas referidas e realizadas com diferentes categorias de professores são irritação na garganta, rouquidão, cansaço ao falar, pigarro, voz fraca e perda de voz.

Um aspecto muito importante e até facilitador para o entendimento de todas as questões aqui apresentadas é o pouco reconhecimento dado a esses profissionais. Salários cada vez mais baixos, aumento de carga horária por questão de sobrevivência, necessidade de reciclagem constante, correção e preparação de aulas em períodos que deveriam ser atribuídos ao lazer, dificuldade para controlar o comportamento dos alunos, que chegam cada vez mais indisciplinados pelo fato de a família sentir dificuldade em educá-los, deixando essa tarefa por conta da escola, são alguns aspectos que podemos levantar para servir de pano de fundo para um conhecimento mais aprofundado sobre o professor.

Outro aspecto que merece destaque é o fato de que por existir um grande número de professores que fazem parte da rede pública de ensino, licenças, afastamentos e readaptações em decorrência de problemas vocais são freqüentes. Sem haver nexo causal que comprove a alteração vocal em função da profissão, muitos casos nem sempre são registrados pelos médicos como tal. Portanto, como deve proceder o médico e/ou fonoaudiólogo, na função de peritos, nesses casos? Nos últimos anos temos discutido essas questões em seminários específicos (Seminário de Voz: a disfonia como doença ocupacional, 1997 e 1998), e percebemos a complexidade do assunto, pela multifatoriedade que pode determinar os problemas vocais.

Depois de um levantamento de alguns pontos que considero importante discutir, vamos ao objetivo deste artigo que é dar subsídios para uma atuação fonoaudiológica mais efetiva perante os professores.

Deixarei de lado as questões relacionadas ao contexto clínico-terapêutico, pois estas são mais freqüentes na literatura. Tentarei aqui expor alguns aspectos que considero importante discutir quando se fala em ações coletivas e de promoção de saúde vocal com relação a professores.

Lembro que essa atuação se constitui num desafio para nós, fonoaudiólogos, acostumados ao atendimento individualizado, característico da prática clínica. Entender o grupo como tal, e não como uma soma de indivíduos que serão atendidos um a um, sem dúvida nos conduz a um novo aprendizado.

A primeira referência na literatura (Pinto & Furck) conclui que os professores que fizeram parte do Projeto Saúde Vocal no ano de 1985, desenvolvido com professores da prefeitura do município de São Paulo, não procuraram a clínica otorrinolaringológica no ano seguinte para solicitar licença por problemas vocais. Dessa forma, as autoras incentivam os fonoaudiólogos a incrementarem a atuação preventiva, prevista em lei que regulamentou nossa profissão.

Porém, durante esses quase 15 anos, apesar de certamente o número de intervenções preventivas ter aumentado, poucas são detalhadas na literatura (Louro) para que possa inspirar mais fonoaudiólogos.

Habitualmente esse trabalho pode ser realizado por meio de palestras, oficinas ou cursos. O que determina a diferença entre cada uma dessas formas de trabalho é o tempo que nos é dado e o número mínimo possível de pessoas para se trabalhar. Um conjunto dessas formas (por exemplo, iniciar com uma palestra que poderá mobilizar as pessoas interessadas a participarem de oficinas ou cursos) também tem sido um método interessante de trabalho.

Qualquer que seja a forma escolhida os objetivos a serem abordados são:

- entender a anatomia e fisiologia do trato vocal, sob a influência de fatores orgânicos e psicossociais;
- desenvolver a percepção dos gestos vocais e corporais na produção vocal e do contexto em que o professor está inserto;
- executar estratégias para prevenir problemas vocais, destacando a importância do aquecimento e desaquecimento vocal.

Conhecer o grupo com o qual se vai trabalhar, por meio de observações de diferentes professores, podendo quando possível realizar um registro áudio ou vídeo gravado, pode dar ao fonoaudiólogo melhores condições para organizar atividades mais direcionadas àquele grupo e, portanto, mais efetivas.

O contato inicial entre os participantes pode se constituir em atividade em que os parâmetros vocais podem, desde esse momento, ser destacados. Pedir para se apresentarem falando os nomes de diversas formas, ou pedir para um participante ir ao centro com olhos fechados, enquanto os demais chamam-no fazendo uso de diferentes parâmetros, ou sugerir que façam a apresentação explicitando o porquê cada participante está fazendo aquele trabalho, ou simular um momento da atividade profissional (dar aula de determinado assunto, por exemplo), ou ainda criar situações para perceber a interferência dos aspectos psicossociais combinadas com algumas pessoas do grupo (grupo todo conversando, ou sem olhar para o interlocutor, ou perguntando constantemente, são algumas da sugestões), podem ser algumas das possibilidades.

No momento em que passaremos algumas informações para que os participantes possam entender a anatomia e fisiologia da fonação, o uso de estratégias para percepção dos processos de respiração, fonação e articulação, auxiliados por um espelho e um gravador podem ser estratégias importantes. Situações em que tenham de falar sem mover os lábios, ou com a respiração travada, ou com as mãos no pescoço etc. podem ser alguns dos exemplos.

Solicitar que desenhem, individualmente ou em grupo, como imaginam que a voz se processa e em seguida auxiliar essa compreensão pormenorizando o material gráfico ou fazendo uso de dobraduras de como a voz se produz, ou ainda mostrando imagens em atlas, transparências, *slides* ou vídeos (sugerimos o vídeo: *O som nosso*, 1998) pode ser interessante.

Para desenvolver a percepção auditiva e visual das condições de produção vocal sugerimos a análise de gravações (áudio/vídeo) de situações vivenciadas por diferentes professores ou que se elaborem gravações dos próprios participantes, durante a atividade docente.

Nesse momento aos poucos destacaríamos os diferentes parâmetros vocais e contextos de uso e levaríamos o grupo a uma análise de alguns participantes (ou de todos, no caso de o tempo assim permitir). Em alguns casos apresentar vozes mais alteradas (com rouquidão, soprosidade etc.) pode facilitar a autopercepção por parte do professor. Na verdade, quanto mais próximo ao cotidiano dos participantes, melhores condições estes terão de entender o que se quer.

A questão da saúde vocal deve ser abordada de forma que o professor perceba que cada um dos aspectos tratados deve ser compreendido, no sentido de entendê-lo como algo possível de contribuir para uma alteração vocal, mas que nem sempre isso acontece. Diferenças na relação dos aspectos e cada um dos sujeitos podem determinar ou não. Assim um professor que é alérgico certamente terá muito mais problemas com o giz do que outro que não seja. Na verdade, cada um dos aspectos, mais do que proibidos, devem ser compreendidos. O primeiro passo pode ser o levantamento do que faz a voz melhorar e o que a faz piorar (podemos dividir em dois grupos em que cada um ficará responsável por uma das questões). Na maioria das vezes as pessoas têm menor dificuldade para responder à última questão.

Discutir um a um os itens levantados ou apresentar um vídeo preparado especialmente para esse tipo de atividade, trazer recortes de jornal e/ou revista que falem sobre o assunto ou ainda proceder à leitura de uma folha do Bloco de Saúde Vocal; quando o trabalho é realizado em mais de um dia, pode-se distribuir uma folha do bloco para cada participante (ao final do encontro anterior) que fará a leitura em casa e trará as dúvidas e/ou marcará quais os aspectos que parecem estar interferindo em sua voz, material a ser discutido após ou durante a apresentação do vídeo), são algumas das estratégias possíveis de serem colocadas em prática.

Folhetos, lembretes ou magnetos para serem afixados em lugares que auxiliem a lembrança por parte do professor podem ser elaborados até mesmo pelo próprio grupo.

Neste material, informações sobre práticas a serem incorporadas no dia-a-dia do professor certamente o ajudarão. Das que vamos sugerir é importante perceber aquela que é mais efetiva:

- beber bastante água enquanto estiver falando, em temperatura ambiente, durante o dia, de preferência em pequenos goles porque em cada um deles a laringe estará se relaxando;
- preocupar-se em manter uma alimentação equilibrada, sem grande número de horas em jejum, mastigando bem cada alimento a ser digerido;
- ao sentir necessidade de tossir ou pigarrear, evitar isto bebendo água ou deglutindo algumas vezes;
- fazer gargarejo suave, com água morna e uma pitadinha de sal, pois isto ajudará na hidratação da região da garganta;
- aproveitar ao despertar, ou mesmo durante o dia, para bocejar e espreguiçar, ações que podem diminuir a tensão da região do pescoço e dos ombros;
- aproveitar a hora do banho para fazer alguns exercícios, movimentando os ombros e o pescoço sob a água

morna, transformando isso em um momento de relaxamento;

- ficar atento para os ruídos da sala, tais como: os de ventilador, retroprojetor ou projetor de *slides*, ou mesmo dos alunos. Procurar não competir com o ruído externo e usar microfone se necessário;
- lembrar que falar seguidamente durante muito tempo pode levar a uma fadiga muscular; alternar assim períodos de explanação com outras atividades;
- prestar atenção na forma como apaga a lousa; evitando movimentos bruscos e de limpeza do apagador, principalmente os alérgicos; às vezes, um "perfex" ligeiramente úmido pode resolver esse problema;
- explorar os recursos fônicos e corporais na tentativa de encontrar formas de garantir a atenção dos alunos;
- enquanto estiver falando, manter a postura de corpo ereta, no eixo, porém relaxada, principalmente a cabeça;
- sono regular, momentos de lazer e atividades físicas adequadas também contribuem para uma boa produção vocal.

Muitas das estratégias terapêuticas utilizadas com sujeitos disfônicos podem ser apresentadas aos professores como a possibilidade de executá-las no momento de aquecimento e desaquecimento vocal. Podemos sugerir entre outras estratégias de aquecimento vocal: alongamentos de anel oral e cervical (pescoço, ombros e braços) acompanhados de práticas respiratórias; exercícios de vibração de língua ou lábios com escalas ascendentes e descendentes; mastigação do ar com e sem sonorização, com movimentação exagerada da musculatura da face; bocejar/espreguiçar com emissão de vogais associada ao momento da expiração; emissão exagerada das vogais / i/ é/ ê/ a/ ó/ ô/ u/; combinações de sílabas envolvendo diferentes zonas de articulação; combinação de sons nasais realizados em voz salmodiada (por exemplo "manamanama" e família); abrir e fechar a boca sem parar durante um tempo, com língua relaxada; exercícios de respiração com expiração em forma de fricativas surdas ou sonoras; rotação de língua dentro da boca e lábios fechados; exercícios combinando consoantes e vogais (caracaracara-cra, calacalacala-cla), entre outros. Na verdade, a apresentação deve contemplar práticas, isoladas ou combinadas, de fonação, respiração e articulação. No dia-a-dia cabe a cada professor perceber, do elenco apresentado, quais são os exercícios que darão a ele melhores condições de manter sua voz em dia.

Algumas dessas práticas podem ser utilizadas no momento do desaquecimento (por exemplo, o bocejo/espreguiçar ou a vibração de língua ou lábios em escalas descendentes).

Ao final do processo uma avaliação do trabalho realizado com o grupo, partindo de um levantamento dos aspectos positivos e negativos, segundo os participantes, pode auxiliar o fonoaudiólogo na reelaboração de futuros trabalhos, com o mesmo grupo, ou com outros.

O ideal seria o acompanhamento de nossa parte para que possamos entender até que ponto o que foi apresentado se constituiu em informações sobre uma produção vocal ideal ou conduziu a uma transformação dos professores envolvidos, com a atenção constantemente voltada para a sua *performance*.

Ao final, seria importante alertar o fonoaudiólogo para o fato de que perceber a necessidade do professor receber uma orientação no momento de sua formação não é recente. Em trabalho desenvolvido por Thomé e Souza sobre os cuidados com a voz desde o início do século se tem conhecimento de que, antes mesmo de Pinto e Furck, ao final da década de 30, Bueno elabora um manual com observações e práticas vocais para uso em, chamadas na época, Escolas Normais.

A luta adiante parece ser ainda árdua... Conseguir mobilizar os que deveriam ser os maiores interessados – os professores – e as autoridades envolvidas com as questões da Saúde e Educação, parece ser a nossa principal meta. Na verdade, até mesmo uma avaliação acompanhada de orientação, no momento da admissão do professor, não com o sentido de impedir seu exercício profissional (mesmo porque não temos ainda claro quais são as alterações que determinariam tal impedimento), ou uma assessoria durante o exercício profissional poderiam se constituir em outras estratégias para dar ao professor melhores condições de trabalho.

Referências Bibliográficas

ANDRADE, E. C. Pesquisa de alterações vocais em professores de 1ª a 4ª séries do 1º grau da rede municipal de ensino de Belo Horizonte – RMEBH: dados, estimativas e correlações. *Revista de Fonoaudiologia* 1: 24-29, 1994.

BOCHA, S. M. C.; BRASIL, M. L. R.; CAMARGO, A. F. F. P.; MONREAL, V. R. F. D.; NAKAO, M.; ROCHA, A. E.; TUTES, E. Incidência de disfonia em professores de pré-escola do ensino regular da rede de Campo Grande/MS. *Anais* do VIII Congresso Brasileiro de Fonaudiologia; XII Encontro Nacional de Fonoaudiologia. Natal, 1998, p. 275.

BAPTISTA, M. G. G.; FERREIRA, L. P. Professor: como vai a sua voz? *Anais* do VIII Encontro de Fonoaudiologia. Santos, 1993.

BLOCH, P. Prefácio. In: FERREIRA, L. P. (org.). *Dissertando sobre voz.* Carapicuíba: Pró-Fono, 1998.

BUENO, F. S. *Manual de Califasia, Califonia, Calirritmia e Arte de dizer* – para uso das Escolas Normais – ginásios oficiais – canto orfeônico e declamação. 3ª ed. São Paulo: Saraiva, 1984.

CAMPOS, C. A.; CIAFREIS, S. L.; FERREIRA, L. P.; HAMANN, A. C. S. Perfil vocal de professores de escola municipal de educação da Prefeitura do Município de Cotia. *Anais* do VIII Congresso Brasileiro de Fonoaudiologia; XII Encontro Nacional de Fonoaudiologia. Natal, 1998, p. 157.

CARVALHO, A. M. S. P. T.; KARMANN, D. de F.; GOMES, E. M. G. P.; GIANNINI, S. P. P. *Voz, o som nosso*.... (vídeo) Produção independente. 1998.

DIAS GOMES, I. C.; CASALECCHI, S. B.; FONSECA, R. L.; MADAZIO, G. M. V.; MOTA, L. F. C.; NASCIMENTO, M. A.; NUNES, C. C.; SILVEIRA, A. L.; SMITH, P. P. B. Descrição de comportamento vocal do professor universitário. *Anais* do V Congresso Nacional de Fonoaudiologia. Petrópolis, 1994, p. 45.

DRAGONE, M. L. Incidência de disfonia em professores: fatores relacionados ao uso da voz profissionais. *Anais* do V Congresso Nacional de Fonoaudiologia. Petrópolis, 1994, p. 69.

FABRON, E. M. G.; OMOTE, S. Levantamento de queixas vocais de professores de Marília. *Anais* do 33º Congresso Brasileiro de Ortorrinolaringologia/ 4º Congresso Norte/Nordeste de Otorrinolaringologia. Recife, 1996, Tema 118.

FERNANDES, C. R. J. Caracterização de um grupo de professores com alteração vocal da pré-escola do Município do Taboão da Serra. In: FERREIRA, L. P. (org.). *Dissertando sobre a voz*. Carapicuiba: Pró-Fono, 1998.

FERREIRA, L. P.; ANDRADA e SILVA, M. *Saúde Vocal* (vídeo). Carapicuiba: Pró-Fono, 1996.

FERREIRA, L. P. (org.). *Bloco de Saúde Vocal*. Carapicuiba: Pró-Fono, 1998 (1ª edição 1993).

LOPES, V. A. R.; FERREIRA, L. P. Sintomas na voz do professor. *Anais* do VIII Encontro Nacional de Fonoaudiologia. Santos, 1993.

LOURO, C. R.; BERTOSSI, L. DE SÁ; MENEZES, M. H. M.; CASMERIDES, M. C. B.; BERTELLI, P. P.; MAESTRINI, P.; THOMÉ DE SOUZA, T. M.; SILVA, V. L. M.; FERREIRA, L. P. Saúde vocal do professor: uma experiência em oficina de voz. *Revista da APG*, 4: 29-37, 1998.

OLIVEIRA, I. B. Distúrbios vocais em professoes da pré-escola e primeiro grau. In: FERREIRA, L. P.; OLIVEIRA, I. B.; QUINTEIRO, E. A.; MORATO, E. M. (org.). *Voz profissional – o profissional da voz*. Carapicuiba: Pró-Fono, 1995.

PINTO, A. M. M.; FURCK, M. A. E. Projeto saúde vocal do professor. In: FERREIRA, L. P. (org.). *Trabalhando a voz*. São Paulo: Summus, 1987.

PORDEUS, A. M. J.; PALMEIRA, C. T.; PINTO, V. C. V. Inquérito de prevalência de problemas da voz em professores da Universidade de Fortaleza. *Revista de Atualização* 8(2) 15-30, 1996.

SCALCO, M. A. G.; PIMENTAL, R. M.; PILZ, W. A saúde vocal do professor: levantamento junto a escolas particulares de Porto Alegre. *Revista de Atualização* 8(2) 25-30, 1996.

SEMINÁRIO DE VOZ. A disfonia como doença ocupacional: discussão de estudo multicêntrico, 8, PUC-SP, 1998.

SEMINÁRIO DE VOZ. A disfonia como doença ocupacional: enfoque fonoaudiológico, 7, PUC-SP, 1997.

SERVILHA, E. A. M. Caracterização do perfil vocal em professores do terceiro grau. In: LACERDA, C. B. F.; PANHOCA, L. (orgs.). *Tempo de Fonoaudiologia* II. Taubaté: Cabral Editora Universitária, 1998.

STIER, M. A.; MACEDO, E.; BRANDALISE, J.; GRAÇANO, S.; MACEDO, C.; GOMES, G. F. Programa de saúde vocal e qualidade vocal dos 6000 professores da rede municipal de Ensino de Curitiba. In: BEHLAU, M. (org.). *Laringologia e Voz Hoje* – temas do VI Congresso Brasileiro de Laringologia e Voz. Rio de Janeiro: Revinter, 1997, p. 411.

THOMÉ DE SOUZA, T.; FERREIRA, L. P. O professor e sua voz: um difícil encontro. In: BEHLAU, M. (org.). *Laringologia e Voz Hoje* – temas do VI Congresso Brasileiro de Laringologia e Voz. Rio de Janeiro: Revinter, 1997.

THOMÉ DE SOUZA, T.; FERREIRA, L. P. Um século de cuidados com a voz profissional falada: a contribuição da Fonoaudiologia. *Revista da Sociedade Brasileira de Fonoaudiologia*, ano 2, suplemento especial: 26-35, 1998.

VIOLA, I. C. Estudo descritivo das crenças populares no tratamento das alterações vocais em profissionais da voz. In: FERREIRA, L. P. (org.). *Dissertando sobre a voz*. Carapicuiba: Pró-Fono, 1998.

WOJCIEHWSKI, A. P. de F.; HEEMANN, C. S.; COSTA, E. M. F. Da saúde vocal do professor: a prevenção como fator primário. In: BEHLAU, M. (org.). *Laringologia e Voz de Hoje* – temas do VI Congresso Brasileiro de Laringologia e Voz. Rio de Janeiro: Revinter, 1997, p. 315.

CAPÍTULO 6

ESCOLAS DE EDUCAÇÃO INFANTIL: UMA PROPOSTA DE ATUAÇÃO EDUCATIVA COM PROFESSORES, COM ENFOQUE NA AUDIÇÃO

Luciana Tavares Sebastião

Nos últimos anos, pudemos observar um crescimento do número de fonoaudiólogos atuando em instituições educacionais.

Exemplo disso é o fato de que, na década passada, a literatura nacional sobre o assunto era bastante escassa, o que não ocorre mais nos dias de hoje. Outro exemplo diz respeito ao fato de o Conselho Regional de Fonoaudiologia, 2ª Região, ter publicado, nos jornais, relatos de profissionais que atuam em instituições educacionais, dado que indica o aumento de profissionais envolvidos na área.

Segundo Ferreira, a inserção do fonoaudiólogo na escola teve início na década de 70, momento em que apenas ocorreu a substituição da clínica pela escola, uma vez que o atendimento clínico, antes realizado em consultório, passou a ser realizado na escola. Somente na década de 80 é que se iniciou uma busca de mudanças nas práticas fonoaudiológicas na educação, em decorrência das mudanças ocorridas no contexto sociopolítico do país.

Atualmente, a prática fonoaudiológica em instituições educacionais volta-se para a realização de trabalhos com enfoque preventivo.

Amorim, já no início da década de 80, chamou a atenção para a importância da participação do fonoaudiólogo em ações educativas, como podemos observar a seguir:

> [...] tentamos sacudir o fonoaudiólogo que dorme em seu castelo "fonoaudioterapêutico", chamando-o para uma responsabilidade que, freqüentemente, ele não tem, responsabilidade essa que é a de assumir também o seu papel de educador consciente e atuante em seu próprio campo. (p. 103)

De acordo com o *Parecer sobre a atuação do fonoaudiólogo nas escolas*, publicado no jornal do Conselho Regional de Fonoaudiologia, 2ª Região, nº 6, de dezembro de 1994, *os profissionais que atuam nas escolas têm a função educacional e não terapêutica. [...] A escola deve se preocupar, antes de reabilitar, em prevenir. Portanto, o papel do fonoaudiólogo na escola seria o da atuação preventiva...* (p. 3).

Nesse sentido, grande parte das instituições formadoras de fonoaudiólogos já introduziu, em seus currículos, disciplinas e estágios que têm como objetivo a formação de um profissional capacitado para atuar de forma preventiva.

Entre as estratégias de prevenção em Fonoaudiologia, a educação pública, que segundo Andrade, refere-se à:

> [...] educação das comunidades para que tenham um conhecimento geral sobre as estratégias preventivas, para que venham a se motivar e atuar como promotores e mantenedores da boa saúde... (p. 122)

A proposta de trabalho que será apresentada no presente capítulo visa contemplar a atuação preventiva do fonoaudiólogo no sentido da educação pública descrita. Esse trabalho enfocará a saúde auditiva do aluno de escolas de educação infantil e será direcionado para a atuação com professores, dada a importância desse profissional para a promoção e proteção da saúde auditiva da criança sob sua responsabilidade educacional.

A necessidade desse trabalho encontra respaldo na afirmação de Bevilacqua, quando apontou para a importância da atuação dos fonoaudiólogos na Educação ao afirmar que:

> Uma das relações da Audiologia com a Educação [...] é [...] trazer subsídios ao professor e aos educadores de uma maneira geral para considerar que em suas classes podem existir crianças com uma perda auditiva condutiva ou com perda auditiva neurosensorial leve, ou moderada, ou com alterações perceptivas auditivas, e esses problemas muitas vezes não são detectados levando até algumas crianças a abandonarem a escola. (p. 6)

Somente tendo conhecimentos sobre os diferentes tipos e graus de perdas auditivas é que o professor poderá auxiliar na identificação de alunos com problemas auditivos. Cabe, então, ao fonoaudiólogo atuante em instituições educacionais, realizar atividades que permitam a construção desses conhecimentos pelo professor.

Sprenger *et al.* em documento publicado pela Secretaria de Estado da Educação (São Paulo, 1985) afirmaram que

> perdas auditivas leves e moderadas, por serem menos evidentes, podem não ser detectadas pela família e a criança, ao entrar na escola, passa a apresentar dificuldades em seu desempenho acadêmico.

Bevilacqua realizou um levantamento de dados sobre alterações auditivas em 240 alunos da 1ª série do 1º grau e observou que, no mínimo, 10% das crianças estudadas apresentavam alterações relacionadas ao rebaixamento do limiar auditivo e à discriminação auditiva. Para realizar esse estudo, a autora afirmou ter como pressuposto o fato de que uma alteração auditiva pode funcionar como um dos fatores que contribuem para a repetência e evasão escolar.

A identificação de alterações auditivas pelo professor requer conhecimentos relacionados ao assunto. Entretanto, esses conhecimentos não são oferecidos nos cursos de formação de professores, exceto quando se trata da formação de professores para atuar na Educação Especial.

Dessa forma, é bastante provável que crianças com problemas auditivos decorrentes ou não de problemas otológicos, como, a otite média, não vêm tendo suas dificuldades auditivas identificadas pelo professor.

Nos Estados Unidos foi realizado um estudo com 184 professores de classes regulares de ensino e de classes especiais para deficientes auditivos. Esse estudo mostrou que os participantes não tinham muitos conhecimentos sobre a Deficiência Auditiva e consideravam tal conhecimento importante para professores de classes regulares que tenham deficientes auditivos em suas salas de aula. Entre as informações consideradas relevantes pelos participantes desse estudo, podemos citar: a) tipos e características das perdas auditivas; b) efeito da perda auditiva no desenvolvimento da fala e linguagem da criança; e c) efeitos da perda auditiva no desempenho acadêmico.

Realizei dois trabalhos com professores do atual ensino fundamental e de educação infantil, observando que os conhecimentos desses profissionais sobre aspectos relacionados à audição e às suas alterações são escassos. Observei, também, que esses conhecimentos não são oferecidos a esses profissionais em seus cursos de formação.

Diante dos trabalhos e das afirmações descritos, acredito ser de grande importância a realização de um trabalho educativo com professores que aborde a questão da saúde auditiva do escolar e pré-escolar. Esse trabalho justifica-se não só em função do tempo que os educandos passam sob seus cuidados durante sua permanência na escola, mas também pelo importante papel que estes profissionais podem desempenhar na prevenção, identificação e nos cuidados adequados diante dos distúrbios da audição.

A otite média é um aspecto que deve ser enfatizado no trabalho com professores, especialmente com aqueles que trabalham na educação infantil, uma vez que a ocorrência dessa doença nesta faixa etária é bastante elevada.

No Brasil, Hubig (p. 56) estudou a prevalência de otite média em população institucionalizada de creche e observou que elevados níveis dessa patologia foram verificados em todas as faixas etárias estudadas (0 a 7 anos). A autora concluiu que *as crianças testadas demonstraram permanecer grande parte de sua infância com problemas auditivos graves que comprometem sua audição*.

Além da necessidade de se enfatizar aspectos relacionados à otite média em função de sua ocorrência freqüente, a literatura mostra que essa doença, quando recorrente, pode levar a dificuldades no desenvolvimento da linguagem e, conseqüentemente, a dificuldades no desempenho acadêmico da criança.

Em outra ocasião, realizei um estudo com alunos do ensino de 1º grau, com e sem história de retenção escolar, visando avaliar a audição e o passado otológico desses escolares. Os dados obtidos nesse estudo mostraram que alunos com história de retenção escolar haviam experienciado episódios de dor de ouvido com freqüência significativamente maior que os alunos do outro grupo. Os resultados desse estudo sugeriram a necessidade de um melhor acompanhamento da saúde auditiva na criança, já que alterações otológicas e auditivas parecem estar relacionadas com dificuldades escolares.

Os problemas de orelha média são passíveis de tratamento e de prevenção, porém seu tratamento envolve intervenções médicas por um período de vários meses, ou até mesmo vários anos, durante o qual os efeitos do problema auditivo que acompanha essas patologias deverão ser minimizados mediante medidas adequadas de atenção.

Sugere-se que os professores de crianças com otite média devem agir de forma que minimize as dificuldades de aprendizagem enfrentadas por seus alunos durante os anos iniciais de seu desenvolvimento

A escola pode ajudar a criança de várias maneiras, por exemplo, valorizando todas as informações que possam levar à identificação da criança com risco de problemas auditivos e oferecendo-lhe um programa educacional que vise ao enriquecimento de sua linguagem. Outra maneira de como a escola poderá auxiliar a criança com perda auditiva é usando estratégias que possam ajudá-la a ter uma melhor recepção auditiva, ou seja, fazendo com que ela ocupe um local adequado na sala de aula ou falando com intensidade vocal mais forte quando não for possível reduzir o ruído ambiental.

Entretanto, para que os professores possam agir na promoção e proteção da saúde auditiva de seus alunos, é necessário que eles tenham conhecimentos relacionados à audição e às suas alterações.

Na questão específica da otite média, é necessário que esses profissionais tenham conhecimento sobre a doença, suas possíveis implicações no desenvolvimento infantil e sobre quais estratégias podem ser utilizadas para minimizar os efeitos negativos da perda auditiva, decorrente da otite média, no desenvolvimento da criança.

Em trabalho realizado com professores de escolas municipais de educação infantil (EMEIs) da cidade de Marília – SP, observei que os profissionais estudados não só desconheciam as implicações da otite média recorrente na criança, como também não adotavam nenhum tipo de estratégia destinada a minimizar os efeitos negativos da perda auditiva decorrente da doença. Observei, também, que os profissionais estudados mostravam-se bastante receptivos e interessados em participar de trabalhos que viessem a contribuir para seu crescimento profissional e pessoal.

Diante dos aspectos discutidos, verificamos a importância da realização de ações educativas que tenham o objetivo de propiciar aos professores a construção de conhecimentos relacionados à audição e às suas alterações.

Essas ações devem propiciar o acesso às informações, bem como a sensibilização para as implicações lingüísticas, educacionais e sociais das perdas auditivas decorrentes que podem ocorrer com crianças na faixa etária pré-escolar.

De posse desses conhecimentos, o professor poderá atuar em parceria com o fonoaudiólogo na identificação e na atenção ao educando, no sentido de sanar ou, ao menos, minimizar o problema.

Um aspecto extremamente importante desse trabalho educativo, que deverá ser realizado com professores, diz respeito às estratégias que serão utilizadas para seu desenvolvimento.

Segundo Chammé, as ações e os programas de Saúde Pública realizadas no Brasil nos dias de hoje *não têm ocorrido como condição formativa ou educativa, ficando simplesmente relegadas ao plano informativo.*

Ainda segundo este autor,

> os valores que vêm de fora, pelo fato de serem partes originais das ações quotidianamente vivenciadas pelo agrupamento social,

instalam-se nele, no geral pela via normativa e impositiva e, em vez de se tornarem uma forma de aprendizado útil e consciente, reduzem-se ao mero cumprimento de tarefas impostas pelas regras, concretizando-se como simples comportamento imitativo sem qualquer referencial de originalidade.

Sendo assim, as estratégias utilizadas no trabalho educativo com os professores devem permitir não só a construção de novos conhecimentos, mas também a sensibilização desses profissionais para os assuntos que serão abordados. A utilização de técnicas participativas facilita essa sensibilização, permitindo um aprendizado útil e consciente e não apenas a retenção momentânea das informações transmitidas.

Dessa forma, a proposta de trabalho ora apresentada propõe a utilização de técnicas participativas, as quais visam permitir e incentivar a reflexão e ação dos participantes do estudo em relação a aspectos do tema trabalhado.

Essas técnicas possibilitam a troca de conhecimentos entre os participantes, incluindo o fonoaudiólogo, e sua utilização visa propiciar a aquisição de conhecimentos indispensáveis à facilitação da identificação da otite média, assim como das medidas de atenção necessárias na presença dessa patologia no educando.

A seguir será apresentada uma proposta de trabalho educativo para ser realizada com professores de escolas de educação infantil. O trabalho também poderá ser desenvolvido com professores do ensino fundamental, entretanto, algumas adaptações serão necessárias, em função de estarmos trabalhando com alunos de diferentes faixas etárias.

Inicialmente, deve ser feito um levantamento que permita identificar os conhecimentos anteriores dos professores sobre os temas que serão abordados no trabalho educativo. Deve, também, ser realizado um levantamento com os pais com o objetivo de se conhecer o passado otológico dos alunos.

No levantamento com os professores, que poderá ser realizado por meio de entrevista ou mesmo de um questionário, deverão ser elaboradas questões que visem caracterizar os conhecimentos anteriores dos professores em relação aos distúrbios da audição e suas possíveis implicações no desenvolvimento da criança. É importante caracterizar, também, o contato anterior desses profissionais com alunos com problemas auditivos, bem como as práticas educacionais por eles adotadas quando em contato com esses alunos.

O questionário tem a vantagem de ser um procedimento mais rápido, uma vez que pode ser aplicado simultaneamente a um grupo de professores. Entretanto, é necessário que cada professor responda a seu questionário individualmente, pois somente assim o levantamento refletirá o conhecimento individual de cada participante.

A entrevista, apesar de um procedimento mais demorado, permite ao fonoaudiólogo não só caracterizar os conhecimentos anteriores dos professores sobre o assunto, mas permite, também, a identificação das representações sociais desses professores sobre o tema.

Representações sociais, segundo Moreira e Oliveira, podem ser entendidas como:

> [...] idéias, imagens, concepções e visões de mundo que os atores sociais possuem sobre a realidade, as quais estão vinculadas as práticas sociais. Ou seja, cada grupo social elabora representações de acordo com a sua posição no conjunto da sociedade, representações que emergem de seus interesses específicos e da própria dinâmica da vida cotidiana. (p. xi)

Uma vez que se pretende, com esse trabalho educativo, contribuir não só para a construção de conhecimentos sobre a audição e suas alterações, mas também contribuir para a adoção, pelos professores, de estratégias para minimizar as dificuldades auditivas da criança, decorrentes dessas alterações, é importante conhecer profundamente suas concepções e práticas, tanto individuais quanto coletivas.

O levantamento sobre o passado otológico dos alunos poderá ser feito por meio de um questionário, para ser respondido em casa pelos pais ou responsáveis pelo aluno. Esse questionário deve conter questões elaboradas de forma a obter informações sobre suspeitas dos pais quanto a problemas auditivos de seus filhos, bem como sobre a ocorrência de patologias otológicas ou outras doenças relacionadas a essas patologias.

Feito esse levantamento, poderão ser elaboradas as atividades educativas que serão desenvolvidas com os professores.

A seguir serão descritas algumas das atividades que podem ser desenvolvidas nos encontros destinados à discussão dos temas relacionados à audição e às suas alterações.

1º Encontro

A. *Objetivos*: Vivenciar atividades grupais de descontração e integração.

Técnica: "Cosme e Damião".

Material: cartões com números.

Desenvolvimento: Cada um dos professores recebe um cartão numerado com a ordem de procurar o colega que tiver um cartão com o mesmo número que o seu. Após encontrar o professor com o cartão de mesmo número que o seu, os dois devem se sentar juntos e contar a história do seu nome. Decorridos 5 minutos, é solicitado aos participantes que apresentem e contem a história dos nomes de seus parceiros ao grupo. Os professores são orientados a tentar representar a forma de falar, a postura física, os tiques dos colegas que estiverem apresentando.

Esta atividade, extraída do manual *Educação em saúde: coletânea de técnicas* (São Paulo, Secretaria de Estado da Saúde, 1993), propicia a descontração do grupo, à medida que eles se divertem com a representação de si mesmos e dos outros professores, ao identificar as características de fala e gestos que percebem em seus colegas. A atividade propicia, também, a integração dos professores e do fonoaudiólogo.

Terminada a atividade, é dado início ao segundo momento do primeiro encontro, o qual será descrito a seguir:

B. *Objetivos*: Construir conhecimentos sobre a anatomia e fisiologia do sistema auditivo e sobre a classificação das perdas auditivas quanto à localização do problema.

Técnica: Exposição dialogada.

Material: desenho do sistema auditivo em papel sulfite (em preto e branco), cartaz representativo do sistema auditivo, lápis de cor.

Desenvolvimento: Inicialmente é feita a apresentação oral da anatomia e fisiologia do sistema auditivo, utilizando o cartaz para demonstrar as diferentes estruturas deste sistema.

Ao término dessa explicação, é solicitado aos professores que pintem, nas folhas de sulfite recebidas, as diferentes partes do sistema auditivo, utilizando uma cor para cada uma das partes do ouvido (externo, médio e interno) e que numere e nomeie cada uma das estruturas representadas no desenho (membrana timpânica, martelo...). Essa atividade é bastante interessante, pois, ao tentar identificar as partes e as estruturas do sistema auditivo, os professores vão sistematizando os conhecimentos sobre o tema, além de tornar a dinâmica de aprendizagem mais participativa e interativa.

Em seguida, é feita a exposição oral das informações relacionadas à classificação da perda auditiva quanto à localização do problema. Ao ser explicado cada um desses tipos de perda auditiva, é mostrado, no cartaz do sistema auditivo, a região em que se localiza o problema e é pedido aos professores que identifiquem essas regiões em seus desenhos.

C. *Objetivos*: Construir conhecimentos sobre a classificação das perdas auditivas quanto ao grau e sobre a relação do grau de perda auditiva com o impacto psicossocial e as necessidades educacionais.

Técnica: Leitura dirigida.

Material: folheto em papel sulfite contendo as informações referentes aos temas que serão discutidos.

Desenvolvimento: Cada professor recebe um folheto contendo informações sobre a relação do grau de perda auditiva com o impacto psicossocial e as necessidades educacionais, extraído do texto de Anderson e é feita a leitura e discussão dos dados referentes ao tema. Durante a atividade, os professores são estimulados a relatar, entre as informações descritas no texto, as características já observadas em alunos deficientes auditivos com quem eles já tenham tido contato.

Terminada a exposição e discussão desse tema, são encerradas as atividades do dia.

2º Encontro

A. *Objetivos*: Retomar os conhecimentos discutidos no encontro anterior sobre a anatomia e fisiologia do sistema auditivo, a classificação das perdas auditivas quanto à localização do problema e o grau da perda e sobre a relação do grau de perda auditiva com o impacto psicossocial e as necessidades educacionais.

Técnica: "Saquinho de questões".

Material: saquinho de tecido, tiras em papel sulfite contendo questões relacionadas aos temas abordados no encontro anterior.

Desenvolvimento: Sentados em círculo, cada professor retira do saquinho de tecido, passado um a um, um papel contendo uma pergunta relacionada aos temas abordados no dia anterior. É explicado ao professor que ele pode consultar os materiais utilizados no último encontro, caso tenha dúvidas para responder à sua questão.

Esta revisão dos conhecimentos discutidos no encontro anterior visa não só sua sistematização, mas também o esclarecimento dos aspectos que não tiverem sido bem compreendidos. Terminada a atividade, é dada continuidade às demais atividades do encontro.

B. *Objetivos*: Construir conhecimentos sobre a otite média.

Técnica: Exposição dialogada e leitura dirigida.

Material: cartaz "O ouvido da criança" do Laboratório Lilly e folheto contendo as informações que serão abordadas.

Desenvolvimento: Os professores devem permanecer sentados em círculo enquanto é realizada a exposição oral dos seguintes temas relacionados à otite média: definição, história natural, sinais e sintomas da doença, além da caracterização da perda auditiva na presença da otite média.

Para a realização dessa exposição, é utilizado o cartaz "O ouvido da criança" do Laboratório Lilly, para a demonstração do local onde ocorre acúmulo de líquido durante a otite média. É solicitado aos professores que identifiquem, nos desenhos utilizados no primeiro encontro, as estruturas envolvidas na otite média.

C. *Objetivo*: Construir conhecimentos sobre as possíveis implicações da otite média recorrente no desenvolvimento infantil.

Técnica: Painel integrado (modificado).

Material: folhas de sulfite contendo a descrição de trabalhos, realizados por diferentes autores, sobre as possíveis implicações da otite média no desenvolvimento infantil.

Desenvolvimento: Terminada a atividade anterior, os professores são divididos em grupos contendo tantos professores quanto o número de trabalhos que serão discutidos. Cada grupo recebe um trabalho contendo a descrição de uma pesquisa sobre as possíveis implicações da otite média no desenvolvimento infantil. Distribuir, para cada professor dos diferentes grupos, cartelas numeradas de 1 a 3 ou de 1 a 5, de acordo com o número de participantes do grupo.

É dado um tempo de 15 minutos para que os professores leiam e discutam o trabalho que receberam em seu grupo.

Ao término desse tempo, é feita uma redistribuição dos grupos, de maneira que cada um seja formado por participantes que tenham o mesmo número. Por exemplo, um grupo será formado só por professores que tenham o número 1, outro só com o número 2, e assim por diante.

Organizados os novos grupos, é solicitado que cada professor relate as informações contidas no trabalho lido em seu grupo inicial.

Ao final, é feita uma discussão conjunta com todos os professores sobre as dúvidas e sobre os aspectos que eles julgaram importantes nos trabalhos lidos.

3º Encontro

A. *Objetivos*: Vivência e sensibilização para as dificuldades auditivas enfrentadas pela criança com otite média.

Técnica: "Escrevendo um ditado sem escutar".

Material: papel sulfite, algodão e caneta esferográfica.

Desenvolvimento: Cada professor recebe uma folha de papel, uma caneta e um pedaço de algodão. São dadas instruções para que os professores coloquem um pedaço de algodão em cada um dos ouvidos e então será feito o ditado. É enfatizado ao professores que eles deverão escrever as palavras da forma como elas forem entendidas, mesmo que pareçam estranhas.

Dadas as instruções, é feito um ditado de palavras com e sem significado, com intensidade vocal fraca, sem pista visual (o pesquisador deverá esconder os lábios com uma folha de papel) e com um rádio ligado.

Tais procedimentos (ouvidos tampados, intensidade vocal fraca, rádio ligado e retirada da pista visual) visam instalar, artificialmente, fatores que dificultem a percepção da fala.

Durante a realização do ditado, esses artifícios vão sendo retirados, um a um, para que os professores possam perceber a importância de estratégias facilitadoras da comunicação.

Ao final do ditado, é feita uma discussão sobre a atividade, na qual os professores são incentivados a expressar o que sentiram na atividade, bem como a refletir sobre sua prática pedagógica diante de alunos que apresentam privação auditiva.

B. *Objetivos*: Identificar atitudes adequadas de atenção à criança com otite média.

Técnica: Exposição dialogada.

Material: folhetos e cartazes contendo informações sobre os temas abordados.

Desenvolvimento: Os professores devem permanecer sentados em círculo enquanto é realizada a exposição oral e discussão de medidas de atenção diante da criança com problemas auditivos e/ou otológicos:

a) valorizar todas as informações que possam levar à identificação da criança com risco de problemas auditivos;
b) encaminhar a criança com suspeita de problemas auditivos e/ou otológicos para atendimento médico;
c) estar próximo à criança quando falar;
d) olhar diretamente para a face da criança quando falar;
e) falar com intensidade vocal mais forte quando não for possível reduzir o ruído ambiental;
f) ser um bom modelo de fala para a criança;
g) estar atento ao desenvolvimento de fala e linguagem da criança;

h) estar atento às respostas da criança diante de estímulos sonoros.

Durante a discussão dessas medidas, é solicitado aos professores que identifiquem quais delas já realizam em sua prática profissional, além de discutir a viabilidade de adoção das diferentes medidas.

Terminada a exposição e discussão desse tema, são encerradas as atividades do dia.

4º ENCONTRO

O último encontro é destinado à realização de uma revisão de todas as informações discutidas nos encontros anteriores, utilizando os mesmos materiais descritos anteriormente. O material utilizado é dividido e distribuído para duplas de professores e é solicitado que cada dupla apresente as informações discutidas anteriormente, de acordo com o material recebido.

A oportunidade de nova revisão dos conhecimentos discutidos no encontro anterior, de forma participativa, visa não só a sistematização desses conhecimentos, mas também o esclarecimento dos aspectos que não tiverem sido bem compreendidos.

Terminada essa revisão, deve ser aplicado um novo questionário, contendo questões que possibilitem verificar os conhecimentos adquiridos pelos professores, a partir do trabalho realizado. É, também, solicitado aos professores que realizem uma avaliação, por escrito, do trabalho desenvolvido e que dêem sugestões para o aprimoramento deste trabalho. Caso o levantamento inicial tenha sido feito com a utilização de entrevistas, novas entrevistas deverão ser realizadas, com os mesmos objetivos.

É importante ressaltar que o trabalho descrito é um dos momentos do processo educativo envolvendo professores e a discussão sobre a saúde auditiva da criança. Após o desenvolvimento deste trabalho, o fonoaudiólogo deve realizar reuniões periódicas com os professores para discutir dúvidas que surjam ou para a retomada dos assuntos abordados no trabalho educativo.

Referências Bibliográficas

AMORIM, A. *Fundamentos científicos da Fonoaudiologia*. São Paulo, Livraria Editora Ciências Humanas, 1980.

ANDERSON, K. L. When a child's hearing comes and goes. Educational damage caused by fluctuating hearing loss is often impossible to repair. *Principal*, 67 (2): 44-46, 1987.

_____. Hearing conservation in the public schools revisited. *Seminars in hearing*, 12 (4): 340-364, 1991.

ANDRADE, C. R. F. de *Fonoaudiologia preventiva*: teoria e vocabulário técnico-científico. São Paulo: Lovise, 1996, 165 p.

BENNETT, F. C. et al. Middle ear function in learning-disabled children. *Pediatrics*, 66 (2): 254-260, 1980.

BEVILACQUA, M. C. *Audiologia educacional: considerações sobre a audição de crianças da primeira série do primeiro grau escolar de escolas públicas*. Dissertação de Mestrado, Pontifícia Universidade Católica, São Paulo, 1978.

CHAMMÉ, S. J. A construção social da saúde: modos e modas da doença e do corpo. *Revista Saúde e Sociedade*, 5 (2): 61-76, 1996.

CARVALLO, R. M. M. Avaliação audiológica na infância. In: KUDO, A. M. et al. *Fisioterapia, fonoaudiologia e terapia ocupacional em pediatria*. São Paulo: Sarvier, 1990, pp. 190-206. (Monografias Médicas. Série Pediatria)

CONSELHO REGIONAL DE FONOAUDIOLOGIA. Parecer sobre a atuação do fonoaudiólogo em escolas. *Jornal do CRFa*, nº 6, dez., 1994.

CONSELHO REGIONAL DE FONOAUDIOLOGIA. Possibilidades de trabalho do fonoaudiólogo no âmbito escolar-educacional. *Jornal do CRFa*, nº 28, mar./abr. 1999.

_____. Atuação fonoaudiológica na área educacional. *Jornal do CRFa*, nº 29, maio/jun. 1999

FERREIRA, L. P. (org.). *O fonoaudiólogo e a escola*. São Paulo: Summus, 1991.

FISCHLER, R. S. *et al*. Otitis media and language performance in a cohort of Apache Indian Children. *American Journal of Diseases of Children*, 139: 355-360, 1985.

HOLM, V. A.; KUNZE, L. H. Effect of chronic otitis media on language and speech development. *Pediatrics*, 43 (5): 833-839, 1969.

HUBIG, D. O. de C. Prevalência de otite média em população institucionalizada de creche. In: XXI Reunião Anual de Psicologia, 1991, Ribeirão Preto. *Anais...* Ribeirão Preto: Editora Légis Summa, 1991.

KAPLAN, G. K. *et al*. Longterm effect of otitis media: a ten year cohort study of Alaskan Eskimo Children. *Pediatrics*, 52: 577-585, 1973.

LEWIS, N. Otitis media and linguistic incompetence. *Archives of Otolaryngology*, 102: 387-390, 1976.

MARTIN, F. N. *et al*. Classroom teachers' knowledge of hearing disorders and attitudes about mainstreaming hard-of-hearing-children. *Language, Speech, and Hearing Services in Schools*, 19 (1): 83-95, January 1988.

MOREIRA, A. S. P.; OLIVEIRA, D. C. de (org.). *Estudos interdisciplinares de representação social*. Goiânia: AB, 1998.

SÃO PAULO (Estado) Secretaria de Estado da Educação. Coordenadoria de Estudos e Normas Pedagógicas. *Dificuldades de linguagem e audição encontradas nos alunos que freqüentam as primeiras séries escolares*. São Paulo, SE/Cenp, 1985.

SÃO PAULO (Estado) Secretaria de Estado da Saúde. Centro de Apoio ao Desenvolvimento de Assistência Integral à Saúde – Cadais. Núcleo de Educação. *Educação em saúde: coletânea de técnicas.* São Paulo: FESIMA, 1993.

SEBASTIÃO, L. T. *Deficiência auditiva no escolar: o conhecimento dos professores de 1ª e 2ª séries do 1º grau.* Trabalho de Monografia apresentado ao Curso de Especialização em Patologias da Comunicação, Universidade do Sagrado Coração, Bauru, 1992.

_____. *Identificação e medidas de atenção ao pré-escolar com otite média: uma experiência de trabalho em Educação em Saúde.* Trabalho de Monografia apresentado ao Curso de Especialização em Educação em Saúde Pública, Cedas/Faculdades Integradas São Camilo, 1994b.

_____. *Otite média e retenção escolar: estudo da audição e do passado otológico de escolares do primeiro grau.* Dissertação de Mestrado, Faculdade de Filosofia e Ciências – Unesp/Campus de Marília, 1994.

THIELKE, H. M.; SHRIBERG, L. D. Effects of recurrent otitis media on language, speech, and educational achievement in Menominee Indian Children. *Journal of American Indian Education*, s.v.: 25-35, 1990.

ZINKUS, P. W. *et al.* Developmental and psychoeducational sequelae of chronic otitis media. *American Journal of Diseases of Children*, 132: 1100-1104, 1978.

Capítulo 7

REFLETINDO SOBRE A ATUAÇÃO DO FONOAUDIÓLOGO NA EDUCAÇÃO ESPECIAL

Gisele Aparecida Hordane Martins

As considerações que pretendo tecer no decorrer deste capítulo tiveram origem no meu trabalho de Mestrado, no qual estudei a integração de alunos deficientes no ensino comum do ponto de vista dos alunos do Ciclo I do ensino fundamental. Em função do objetivo da pesquisa realizada, estabeleci contato com escolas que mantinham classes especiais para as quatro áreas de deficiência: deficiência mental, deficiência auditiva, deficiência física e deficiência visual e, mesmo apresentando objetivos definidos, os quais não se relacionavam com a prática fonoaudiológica em si, não pude deixar de estabelecer algumas relações entre o funcionamento das classes especiais e a atuação do fonoaudiólogo na escola.

Os vários dispositivos legais indicam que o aluno deficiente deve, sempre que possível, freqüentar o ensino comum e seu encaminhamento às classes especiais ser realizado apenas em situações nas quais fique evidente, mediante uma avaliação rigorosa, que ele não se beneficiará do ensino regular. Apesar disso, muitas são as causas que impulsionam o professor da classe comum a encaminhar seus alunos às classes especiais.

Muitas dessas causas não têm nenhuma relação com o rendimento acadêmico desses alunos.

Considerando inicialmente o processo de segregação da criança dentro da classe comum, Smolka e Rodrigues apontaram que a maior parte da clientela atendida pela Educação Especial era constituída por crianças que, até o seu ingresso na escola, eram consideradas normais. É nesse contexto que manifestações referentes às dificuldades no aprendizado escolar e/ou distúrbios de conduta são traduzidas como desvios, iniciando-se assim a segregação do aluno.

Pesquisas têm demonstrado que a segregação de algumas crianças ocorre antes mesmo de elas terem a oportunidade de resolver seus problemas de alfabetização e de adaptação ao ambiente escolar.

Corrêa apontou que os professores do ensino comum excluem seus alunos durante os primeiros meses de contato, identificando, no interior de suas classes, aquelas crianças que, segundo suas crenças e concepções pessoais, vão fracassar no processo de alfabetização. Uma vez considerados incapazes, esses alunos são encaminhados para avaliação psicológica e/ou médica, apenas para legitimar um rótulo estabelecido previamente. Tais alunos acabam deslocando a atenção dos problemas que são inerentemente educacionais para si mesmos, tornando-se os únicos responsáveis por todo fracasso escolar apresentado.

Além disso, grande parte das crianças marginalizadas no início do processo educacional é proveniente de famílias de baixo nível socioeconômico, cujos comportamentos se diferenciam do que é esperado pela escola. Segundo Ferreira, a exclusão da classe regular se dá em função das diferenças de comportamento, linguagem e rendimento escolar. Principalmente no que se refere aos deficientes mentais educáveis, o autor observou que os alunos pertencentes a esse grupo vinham da classe mais pobre, sem história de lesões orgânicas e suas deficiências eram caracterizadas considerando as diferenças que estes apresentavam em relação ao que era esperado de um bom aluno.

Neste contexto, verificamos que o ensino especial tem recebido alunos cujos problemas poderiam estar sendo resolvidos no ensino comum. A classe especial passou a ser vista como um recurso capaz de retirar da classe comum crianças indesejáveis na visão dos professores, possibilitando que esses transfiram para outros a responsabilidade de solucionar problemas que consideram difíceis.

Responsabilizando os alunos pelo seu fracasso, o sistema escolar mascara a sua incapacidade em lidar com as diferenças individuais e com a heterogeneidade de sua clientela. A existência da classe especial na escola tornou-se um atrativo para o professor, que vê, nesta modalidade de ensino, uma oportunidade de retirar de sua classe aqueles alunos que dificultam o seu trabalho.

Vários pesquisadores vêm se dedicando ao estudo dos problemas referentes ao encaminhamento de alunos às classes especiais. A partir de tais trabalhos, muitas arbitrariedades envolvidas no processo de encaminhamento foram denunciadas.

Alguns motivos que levavam as escolas a encaminharem seus alunos ao ensino especial são: lentidão na realização de atividades, excesso de faltas, dificuldades de fala, recusa em fazer atividades, problemas de memorização, desorganização do material, problemas médicos ou psicológicos, problemas de higiene, entre outros.

Além desses motivos, o fracasso escolar, o tamanho excessivo do aluno para permanecer na classe comum, problemas comportamentais, dificuldades de concentração e até a falta de atratividade física facial foram em muitos trabalhos apontados como critérios que justificavam o encaminhamento de alunos da classe comum à classe especial (Paschoalick, Rodrigues, Almeida, Omote).

Considerando-se esses critérios, que justificam o encaminhamento do aluno ao ensino especial, devemos voltar a nossa atenção para a atuação do fonoaudiólogo na escola, o qual, muitas vezes, atribui ao professor a responsabilidade de detectar as alterações apresentadas por seus alunos. Atuando dessa forma, o fonoaudiólogo possibilita que o professor encaminhe não só os alunos portadores de patologias da comunicação, como também aqueles alunos que, por uma infinidade de razões, são considerados problemáticos e, nesses casos, qualquer informação que o fonoaudiólogo venha fornecer sobre essas crianças apenas reforçará a crença de que o professor já apresentava em relação a elas. Além disso, em algumas situações, tal informação pode ser utilizada pelo professor como um argumento a mais para justificar o encaminhamento desses alunos para as classes de educação especial.

Muitas vezes, preocupado apenas com a detecção de alterações, o fonoaudiólogo deixa de analisar o contexto em que a criança está inserida, o qual, em determinados casos, pode vir a justificar algumas ou até mesmo todas as dificuldades apresentadas por essa criança no momento da triagem.

Neste sentido, o fonoaudiólogo deve estar atento para diferenciar os problemas de ordem intelectual dos problemas de ordem pedagógica e/ou ambiental e, a partir disso, adotar condutas preventivas direcionadas à orientação do professor em relação ao desenvolvimento global da criança, habilidades motoras, características emocionais, fala e linguagem e sociabilização, prevenindo, desta forma, não só possíveis alterações, como também possibilitando que as potencialidades das crianças sejam cada vez mais estimuladas.

Ressalto que esse trabalho preventivo não deve ser direcionado apenas para os professores do ensino comum, mas também para os professores do ensino especial, muitos dos quais se dizem esquecidos pelo fonoaudiólogo que atua em suas respectivas escolas. Considerando que, de acordo com a Legislação, as classes especiais, em função das especificidades das deficiências atendidas, apresentam determinadas finalidades como: a aquisição e/ou desenvolvimento da linguagem e da fala, no caso dos deficientes auditivos; aquisição e/ou desenvolvimento da linguagem escrita, oral ou gestual, no caso dos deficientes físicos e aquisição e/ou desenvolvimento dos processos perceptivos, linguagem e aspectos cognitivos, no caso dos deficientes mentais, torna-se difícil compreender os motivos que afastam o fonoaudiólogo desta modalidade de ensino. Tal fato nos faz pensar sobre a nossa formação acadêmica que tem sido totalmente clínica, preparando-nos principalmente para o diagnóstico e tratamento das patologias da comunicação. Em função dessa formação, a atuação fonoaudiológica nas classes especiais parece não ser considerada tão importante, pelo fato de os alunos, de tais classes, já apresentarem um diagnóstico definido. Entretanto, é justamente nessas classes que a presença do fonoaudiólogo se faz necessária, principalmente no momento atual em que a integração do aluno deficiente no ensino comum tem sido amplamente discutida.

Pensando no favorecimento do processo de integração, cabe a nós fonoaudiólogos fornecer assistência e suporte para os professores das classes especiais nos assuntos de nossa competência, proporcionando, por meio de orientações e de planejamentos direcionados às dificuldades específicas de cada patologia atendida por estas classes, melhores condições para que as crianças, que forem integradas, tenham possibilidades de acompanhar as atividades propostas na classe comum.

Devemos destacar que entendemos a integração como um processo com vários níveis, pelo qual se pretende que o sistema educacional tenha meios adequados para atender às necessidades dos alunos, possibilitando que esses alunos mudem de modalidade de ensino, à medida que evoluírem em relação ao aprendizado acadêmico. Nesse sentido, Marchesi e Martín referiram que uma escola aberta à integração de alunos com necessidades especiais deve ser extremamente flexível em sua organização e na provisão de seus recursos para atender à heterogeneidade de seus alunos.

Além disso, Cardoso destacou que a integração educacional só acontecerá se os educandos se sentirem identificados uns com os outros, todos pertencentes ao mesmo grupo escolar, sejam eles alunos previamente rotulados ou não.

Considerando a afirmação acima, Glat e outros estudiosos da área vêm descrevendo que a integração escolar não resulta necessariamente em uma integração social. O fato de o aluno estar dividindo o mesmo espaço físico, no caso a classe comum, não é um indicativo de que ele esteja integrado ao grupo, podendo estar sendo excluído não só no interior da classe como também dentro da comunidade a que pertence. A autora reforça a idéia de que a segregação ou a integração dependerá do tipo de relação estabelecida entre o deficiente e o não-deficiente.

Neste contexto, a comunicação assume um papel de grande importância para o processo de integração, uma vez que, quanto mais efetiva for a forma de comunicação do aluno deficiente, maiores serão as chances de interação desse aluno com os demais.

A relação entre comunicação *versus* interação foi verificada por Lucena, num trabalho realizado com deficientes auditivos, pelo qual a autora constatou que esses alunos, ao serem integrados em classes comuns, eram normalmente segregados em função do prejuízo que apresentavam em relação à comunicação oral, o que dificultava a interação com os alunos ouvintes.

Vayer e Roncin também verificaram, após estudarem alguns trabalhos referentes à interação entre deficientes e não-deficientes, que a aceitação da diferença pelos que são considerados normais depende do conhecimento estabelecido entre as crianças. De acordo com esses autores, quanto maior a capacidade de comunicação do deficiente melhor é a sua aceitação dentro da classe, independentemente da gravidade de sua deficiência.

Analisando os resultados desses estudos, acreditamos que o fonoaudiólogo, como profissional que atua nas áreas de comunicação oral e escrita, fala, voz e audição, tem muito a oferecer tanto para as crianças deficientes quanto para as crianças não-deficientes, possibilitando que a comunicação entre elas seja cada vez mais satisfatória.

Além disso, Martins constatou que as crianças do Ciclo I do ensino fundamental aceitam a integração do aluno deficiente em suas respectivas classes, entretanto, faltam, na formação dessas crianças, informações acerca das deficiências, que possibilitem que elas realizem discussões e reflexões sobre o tema. Acredito que o desenvolvimento de um trabalho direcionado principalmente às crianças das séries iniciais, visando ao esclarecimento das diferenças apresentadas pelos indivíduos que têm algum tipo de deficiência, possibilitaria que essas crianças aceitassem e compreendessem os deficientes, favorecendo a integração destes não só no ambiente escolar, como também na comunidade em que vivem.

Neste sentido, ressalto, mais uma vez, que a participação do fonoaudiólogo pode ser extremamente valiosa para o processo de integração, o qual pode e deve atuar junto com alunos da classe comum, promovendo discussões que esclareçam esses alunos em relação às patologias da comunicação, contribuindo para o processo de aceitação das crianças com deficiências.

REFERÊNCIAS BIBLIOGRÁFICAS

ALMEIDA, C. S. *Análise dos motivos de encaminhamento de alunos de classes comuns à classes especiais de escolas públicas de primeiro grau*. Dissertação (Mestrado em Educação Especial) – Centro de Educação e Ciências Humanas, Universidade Federal de São Carlos, 1984.

FERREIRA, J. R. *A exclusão da diferença*: a educação do portador de deficiência. 3ª ed. Piracicaba: Unimep, 1995.

FERREIRA, S. L. *Aprendendo sobre a deficiência mental*: um programa para crianças. São Paulo: Memnon, 1998.

GIROTO, C. R. M. *Expectativas de professores em relação à atuação do fonoaudiólogo em escolas públicas*. Dissertação (Mestrado em Educação) – Faculdade de Filosofia e Ciências, Universidade Estadual Paulista, Marília, 1998.

LACERDA, C. B. F.; CAVALHEIRO, M. T. P.; MOLINA, M. C. Repensando a fonoaudiologia educacional através da prática em instituições educacionais de Campinas. In: FERREIRA, L. P. (org.). *O fonoaudiólogo e a escola*. 2ª ed. São Paulo: Summus, 1991.

LEAL, Z. F. R. G. *A dificuldade no interior da escola: um estudo exploratório sobre o processo de encaminhamento de crianças para classes especiais de deficientes mentais*. Dissertação (Mestrado em Educação) – Faculdade de Filosofia e Ciências, Universidade Estadual Paulista, Marília, 1997.

MARTINS, G. A. H. *A integração do aluno deficiente na classe comum: o ponto de vista de alunos do Ciclo I do ensino fundamental*. Dissertação

(Mestrado em Educação) – Faculdade de Filosofia e Ciências, Universidade Estadual Paulista, Marília, 1999.

OMOTE, S. Aparência e competência em educação especial. *Temas em Educação Especial* 1, 1990.

PASCHOALICK, W. C. *Análise do processo de encaminhamento de crianças às classes especiais para deficientes mentais desenvolvido nas escolas de primeiro grau da Delegacia de Ensino de Marília*. Dissertação (Mestrado) – Pontifícia Universidade Católica de São Paulo, 1981.

RODRIGUES, O. M. P. R. *Caracterização das condições de implantação e funcionamento de classes especiais e caracterização das condições de avaliação de classes regulares de primeira série do primeiro grau, para fundamentar uma proposta de intervenção*. Dissertação (Mestrado em Educação Especial) – Centro de Educação e Ciências Humanas, Universidade Federal de São Carlos, 1984.

COLABORADORES

CARMEM SÍLVIA CRETELLA MICHELETTI
Fonoaudióloga Clínica (Graduada pela PUC-SP, com Especialização em Psicopedagogia).

CLÁUDIA REGINA MOSCA GIROTO
Fonoaudióloga (Graduada em Fonoaudiologia pela Unesp – Marília/SP; Mestre em Educação pela Unesp – Marília/SP; Docente do Curso de Fonoaudiologia da Unimar – Marília/SP).

GISELE APARECIDA HORDANE MARTINS
Fonoaudióloga Clínica (Graduada pela Unesp – Marília/SP; Mestre em Educação pela Unesp – Marília/SP).

JAIME LUIZ ZORZI
Fonoaudiólogo (Mestre em Distúrbios da Comunicação pela PUC-SP; Doutor em Educação pela Unicamp; Professor do Curso de Fonoaudiologia da PUC-SP; Professor do CEFAC – Curso de Especialização em Fonoaudiologia Clínica).

LÉSLIE PICCOLOTTO FERREIRA
Professora Titular da Faculdade de Fonoaudiologia e do Programa de Estudos de Pós-Graduação em Fonoaudiologia da PUC-SP.

LUCIANA TAVARES SEBASTIÃO
Fonoaudióloga Docente do Curso de Fonoaudiologia da Unesp
– Marília/SP (com Especialização em Patologias da Comunicação pela USC – Bauru-SP; Especialização em Educação em Saúde Pública pelo Cedas/Faculdades Integradas São Camilo/SP; Mestre e Doutoranda em Educação pela Unesp – Marília-SP).

MARIA TERESA PEREIRA CAVALHEIRO
Fonoaudióloga (Graduada pela Escola Paulista de Medicina – Unifesp/SP; Mestre em Psicologia Escolar pela PUC – Campinas/SP; Docente do Curso de Fonoaudiologia da PUC – Campinas/SP – Área de Fonoaudiologia Preventiva; Fonoaudióloga do Departamento de Educação da Prefeitura de Mogi Mirim).

THAIS HELENA FIGUEIREDO PELLICCIOTTI
Fonoaudióloga Clínica (Graduada pela PUC-SP; com Especialização em Linguagem; Especialização em Psicopedagogia).

leia também

A CRIANÇA SURDA
LINGUAGEM E COGNIÇÃO NUMA PERSPECTIVA SOCIOINTERACIONISTA
Marcia Goldfeld

Como pode uma pessoa viver sem ouvir? O que ela sente, pensa, sonha? Assim a autora introduz seu trabalho, analisando todas as abordagens terapêuticas e educacionais e evidenciando a língua de sinais e aspectos de cognição do surdo.
REF. 60033   ISBN 978-85-85689-33-9

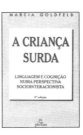

ÀS MARGENS DO SENTIDO
Monica Cristina Gandolfo

O livro é importante no atendimento da afasia, tanto para profissionais quanto para os familiares, pois aborda a teoria discursiva da linguagem com o relato de um caso clínico – Síndrome Frontal leve – revelando, de forma inédita, os sintomas linguísticos desta síndrome até então vista apenas pelas alterações comportamentais e propondo um tratamento discursivo na linguagem patológica.
REF. 60026   ISBN 85-85689-26-9

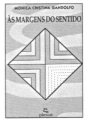

RESOLVENDO CASOS EM AUDIOLOGIA
Marcia Regina Gama (org.)

O livro destina-se a auxiliar profissionais no estudo prático da avaliação audiológica. Cada capítulo aborda um tipo de avaliação da audição com resolução de casos clínicos e exercícios a serem resolvidos. Abrange emissões otoacústicas, BERA, avaliação vestibular e processamento auditivo central. Ideal para ser utilizado como apoio às atividades de discussão de casos em sessões de supervisão clínica.
REF. 60057   ISBN 85-85689-57-9

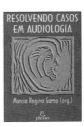

CIDADANIA, SURDEZ E LINGUAGEM
DESAFIOS E REALIDADES
Ivani Rodrigues Silva, Samira Kauchakje, Zilda Maria Gesueli (orgs.)

O livro trata do papel da língua de sinais no contexto ensino-aprendizagem. Como a língua é imprescindível para que o surdo possa se constituir como sujeito do mundo, são discutidas questões relativas à família e à comunidade, trazendo contribuições para a compreensão da proposta de ensino bilíngue para sujeitos surdos.
REF. 60073   ISBN 978-85-85689-73-5

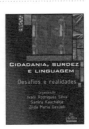

leia também

EDUCAÇÃO DE SURDOS
Regina Maria de Souza e Núria Silvestre

Quarto volume da coleção Pontos e Contrapontos, esta obra discute as consequências da inclusão da língua brasileira de sinais nos cursos de formação de professores. O tema suscita discussões: como manter o equilíbrio entre a língua oral e a de sinais? Qual a posição do implante coclear nesse processo? Podem, a escola e a família, impor ao surdo uma dessas linguagens? Livro fundamental para a era da inclusão.
REF. 10400   ISBN 978-85-323-0400-1

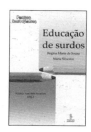

A CONSTRUÇÃO DE SENTIDOS NA ESCRITA DO ALUNO SURDO
Marília da Piedade Marinho Silva

Discute a questão da linguagem na educação do surdo, com base nas proposições de Vygotsky e Bakhtin, tomando como foco para a análise de redações de surdos os aspectos coesivos e o sentido do texto por meio dos enunciados e da continuidade temática. Percebe-se interferência da LIBRAS, isto é, a condição bilíngue – oral e de sinais – intervindo na instância interativa dos textos escritos.
REF. 60059   ISBN 978-85-85689-59-9

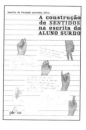

SURDEZ E LINGUAGEM
ASPECTOS E IMPLICAÇÕES NEUROLINGUÍSTICAS
Ana Paula Santana

A obra, um dos mais completos estudos já feitos acerca da surdez, trata de maneira crítica dos mais diversos aspectos ligados ao tema, tendo como base teórica a neurolinguística. Partindo das relações entre cérebro, linguagem e cultura, a autora explicita o desenvolvimento da comunicação do surdo. Aborda, ainda, as visões sobre o "normal" e o patológico, preconceitos, bilinguismo, língua de sinais etc.
REF. 60083   ISBN 978-85-85689-83-4

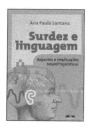

FONOAUDIOLOGIA E EDUCAÇÃO
UM ENCONTRO HISTÓRICO
EDIÇÃO REVISTA
Ana Paula Berberian

Utilizando dados históricos, a autora analisa o encontro entre educação e fonoaudiologia nas décadas de 1920 a 1940, época em que houve um controle sistemático da língua pátria para neutralizar a influência dos imigrantes. A institucionalização dos distúrbios de linguagem e sua conceituação, fortemente ligadas a esse controle, são ricamente ilustradas na obra.
REF. 60079   ISBN 978-85-85689-79-7

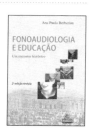

---- dobre aqui ----

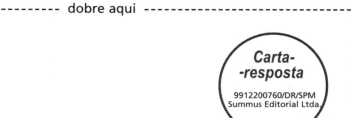

CARTA-RESPOSTA
NÃO É NECESSÁRIO SELAR

O SELO SERÁ PAGO POR

AC AVENIDA DUQUE DE CAXIAS
01214-999 São Paulo/SP

---- dobre aqui ----

ε
plexus

CADASTRO PARA MALA DIRETA

**Recorte ou reproduza esta ficha de cadastro, envie completamente preenchida por correio ou fax,
e receba informações atualizadas sobre nossos livros.**

Nome: _____ Empresa: _____

Endereço: ☐ Res. ☐ Coml. _____ Bairro: _____

CEP: _____-_____ Cidade: _____ Estado: _____ Tel.: (   ) _____

Fax: (   ) _____ E-mail: _____ Data: de nascimento: _____

Profissão: _____ Professor? ☐ Sim ☐ Não Disciplina: _____

Grupo étnico principal: _____

1. Você compra livros:

☐ Livrarias   ☐ Feiras

☐ Telefone   ☐ Correios

☐ Internet   ☐ Outros. Especificar: _____

2. Onde você comprou este livro?

_____

3. Você busca informações para adquirir livros:

☐ Jornais   ☐ Amigos

☐ Revistas   ☐ Internet

☐ Professores   ☐ Outros. Especificar: _____

4. Áreas de interesse:

☐ Fonoaudiologia   ☐ Terapia ocupacional

☐ Educação   ☐ Corpo, Movimento, Saúde

☐ Educação Especial   ☐ Psicoterapia

☐ Outros. Especificar: _____

5. Nestas áreas, alguma sugestão para novos títulos?

_____

_____

6. Gostaria de receber o catálogo da editora? ☐ Sim ☐ Não

Indique um amigo que gostaria de receber a nossa mala direta

Nome: _____ Empresa: _____

Endereço: ☐ Res. ☐ Coml. _____ Bairro: _____

CEP: _____-_____ Cidade: _____ Estado: _____ Tel.: (   ) _____

Fax: (   ) _____ E-mail: _____ Data de nascimento: _____

Profissão: _____ Professor? ☐ Sim ☐ Não Disciplina: _____

Plexus Editora
Rua Itapicuru, 613 7º andar 05006-000 São Paulo - SP Brasil Tel.: (11) 3872-3322 Fax: (11) 3872-7476
Internet: http://www.plexus.com.br   e-mail: plexus@plexus.com.br